HERZ-KREISLAUF-KOMPETENZ

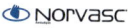
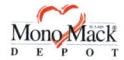
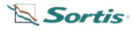

Dopplerechokardiographie

CW, PW, Farbdoppler – Eine Einführung

Siegfried Moltzahn · Majid Zeydabadinejad
Geleitwort von Hartmut Gülker

75 zumeist farbige Abbildungen

2. überarbeitete Auflage

2000
Georg Thieme Verlag
Stuttgart · New York

Dr. med. Siegfried Moltzahn
Internist, KV-Seminarleiter für Ultraschall
Tütinger Straße 18
49577 Ankum

Dr. med. Majid Zeydabadinejad
Klinik für Kardiologie
Katholische Kliniken Essen-Nord
Akademisches Lehrkrankenhaus
der Gesamthochschule Essen
Von-Bergmann-Straße 2
45141 Essen

Prof. Dr. med. Hartmut Gülker
Herzzentrum Wuppertal
Heusnerstraße 40
42283 Wuppertal

Die Deutsche Bibliothek –
CIP-Einheitsaufnahme

Moltzahn, Siegfried:
Dopplerechokardiographie :
CW, PW, Farbdoppler ; eine Einführung /
Siegfried Moltzahn ; Majid Zeydabadinejad.
Geleitw. von Hartmut Gülker. –
2. überarb. Aufl. – Stuttgart ; New York :
Thieme 2000

Wichtiger Hinweis: Wie jede Wissenschaft ist die Medizin ständigen Entwicklungen unterworfen. Forschung und klinische Erfahrung erweitern unsere Erkenntnisse, insbesondere was Behandlung und medikamentöse Therapie anbelangt. Soweit in diesem Buch eine Dosierung oder eine Applikation erwähnt wird, darf der Leser zwar darauf vertrauen, dass Autoren, Herausgeber und Verlag große Sorgfalt darauf verwandt haben, dass diese Angabe dem **Wissensstand bei Fertigstellung des Buches** entspricht.

Für Angaben über Dosierungsanweisungen und Applikationsformen kann vom Verlag jedoch keine Gewähr übernommen werden. **Jeder Benutzer ist angehalten,** durch sorgfältige Prüfung der Beipackzettel der verwendeten Präparate und gegebenenfalls nach Konsultation eines Spezialisten festzustellen, ob die dort gegebene Empfehlung für Dosierungen oder die Beachtung von Kontraindikationen gegenüber der Angabe in diesem Buch abweicht. Eine solche Prüfung ist besonders wichtig bei selten verwendeten Präparaten oder solchen, die neu auf den Markt gebracht worden sind. **Jede Dosierung oder Applikation erfolgt auf eigene Gefahr des Benutzers.** Autoren und Verlag appellieren an jeden Benutzer, ihm etwa auffallende Ungenauigkeiten dem Verlag mitzuteilen.

© 1994, 2000 Georg Thieme Verlag
Rüdigerstraße 14
70469 Stuttgart

Printed in Germany

Umschlaggrafik: M. Zeydabadinejad, Essen
Grafiken: A. Cornford, Reinheim
Satz: Ziegler + Müller, Kirchentellinsfurt
Druck: Grammlich, Pliezhausen
Buchbinder: Held, Rottenburg

ISBN 3-13-139302-5

1 2 3 4 5 6

Meiner Frau Anita
in Dankbarkeit gewidmet

S. U. Moltzahn

Meiner Mutter Fati und
meinem Vater Nimat
in Dankbarkeit gewidmet

M. Zeydabadinejad

Geleitwort

Siegfried Moltzahn hat 1992 in Zusammenarbeit mit *Majid Zeyda-badinejad* im Georg Thieme Verlag eine Einführung in die ein- und zweidimensionale Echokardiographie vorgelegt, die es dem Leser in prägnanter und didaktisch hervorragender Form erlaubt, einen theoretischen und praktischen Einstieg in diese für jeden Internisten und zukünftig auch für den praktischen Arzt wichtigen Untersuchungstechniken zu finden. Jetzt legen beide Autoren einen Fortsetzungsband vor, der schwerpunktmäßig dem Erlernen der dopplerechokardiographischen Untersuchungsmethoden gewidmet ist.

Diese Monographie verknüpft einprägsam hervorragende Schemazeichnungen, exemplarische Originalregistrierungen und Textbeiträge, so daß sich der Leser mühelos die theoretischen Grundlagen der Untersuchungstechniken aneignen kann und aufbauend auf Kenntnissen in der ein- und zweidimensionalen Echokardiographie ein verbessertes funktionelles Verständnis der Dynamik der Herzklappen und der Muskelkontraktionsabläufe erwirbt.

Die Arbeit von *Moltzahn* und *Zeydabadinejad* ist geprägt von langjährigen didaktischen Erfahrungen in praxisorientierten Fortbildungsveranstaltungen; dieser Hintergrund ist in allen Abschnitten des Bandes greifbar; die strenge Orientierung an der Praxis läßt keine Konkurrenz zu Standardwerken entstehen. Der Leser erwirbt vielmehr ein für den klinischen Alltag geeignetes Kompendium, welches für den Anfänger eine zweckmäßige Einführung und für den Fortgeschrittenen sofort verfügbare Daten bereithält.

Der regelhafte Einsatz der Dopplermethoden in echokardiographischen Untersuchungen ist in wenigen Jahren Standard geworden. Das vorliegende Buch wird zur kenntnisreichen Anwendung der neuen Diagnoseverfahren beitragen. Den Autoren ist eine möglichst weite Verbreitung des Werkes zu wünschen.

Wuppertal, März 1994   *H. Gülker*

Vorwort

Dieses Buch soll als Einführung in die farbkodierte Dopplerechokardiographie verstanden werden. Es baut auf das im Jahre 1992 im Georg Thieme Verlag erschienene Buch „Ein- und zweidimensionale Echokardiographie" auf und ist eine natürliche Fortsetzung unserer Arbeit und der Versuch, den interessierten Kollegen einen Einstieg in die Methode – zum Wohle unserer Patienten – zu erleichtern.

Auch dieses Buch erhebt keinesfalls den Anspruch eines Lehrbuches. Hier sei auf die grundlegenden, hervorragenden Arbeiten unserer Kollegen wie *Biamino* et al., *Bubenheimer, Fehske, Köhler, Kruck* und viele andere verwiesen. Ihnen sei unsere höchste Anerkennung auf diesem Gebiet zuteil.

Der Fa. Mack, vertreten durch Frau *S. Berninger* und Herrn *H. Wehr,* danken wir an dieser Stelle für die großzügige Unterstützung. In dieser Zeit ist es nicht selbstverständlich, daß pharmazeutische Unternehmen von Weltruf trotz restriktiver Maßnahmen die Fort- und Weiterbildung der Ärzte unterstützen. Dies sei ganz besonders hervorgehoben.

Alle Bemühungen, dieses Buch zu gestalten, wären umsonst gewesen, wenn nicht Frau *S. Hein* und Herr *P. Helms,* Mitarbeiter des Georg Thieme Verlages, durch ihre außergewöhnliche und ständige Begleitung uns in unserer Arbeit ermutigt hätten. Wir danken dafür. Herrn *A. Cornford* sei für die exzellente Umsetzung der graphischen Darstellungen besonders gedankt.

Für die wertvollen Anregungen und die ideenreiche Mitgestaltung dieses Buch danken wir Frau Alena H. Badakhshani, cand. med., Universität Düsseldorf, und Herrn Felix Moltzahn, cand. med., TH Aachen.

Unserem verehrten und geschätzten Kollegen *H. Gülker* sind wir für sein wohlwollendes Geleitwort besonders verbunden.

Wenn es uns gelungen ist, den Einstieg in diese nichtinvasive Methode zu erleichtern, so hat sich unsere Arbeit gelohnt.

S. U. Moltzahn, M. Zeydabadinejad

Inhaltsverzeichnis

Physikalische Grundlagen

Der Dopplereffekt, 1842 entdeckt von *Chr. S. Doppler* (1803–1853), beschreibt, daß eine Schall- oder Lichtquelle, die sich auf den Beobachter zu- oder wegbewegt, eine Frequenzverschiebung von Wellen induziert und somit akustisch oder optisch das Dopplerphänomen auslöst.

So wird vom Beobachter einer sich bewegenden Schallquelle, wie z. B. das *Herannahen* des Martinshorns eines Krankenwagens, das akustische Signal durch *hochfrequente* („gestauchte") Schallwellen oder das *Entfernen* des Objekts durch *niederfrequente* („gedehnte") Schallwellen empfunden.

Es findet also eine Verschiebung der wahrgenommenen Schallfrequenz, abhängig von der Geschwindigkeit und Bewegungsrichtung der Schallquelle, statt.

Diese Verschiebung bezeichnet man als **Dopplershift.** Der Dopplershift kann also positiv (Anstieg der Schallfrequenz = Annäherung der Schallquelle) oder negativ (Abfall der Schallfrequenz = Entfernung der Schallquelle) sein (Abb. **1**).

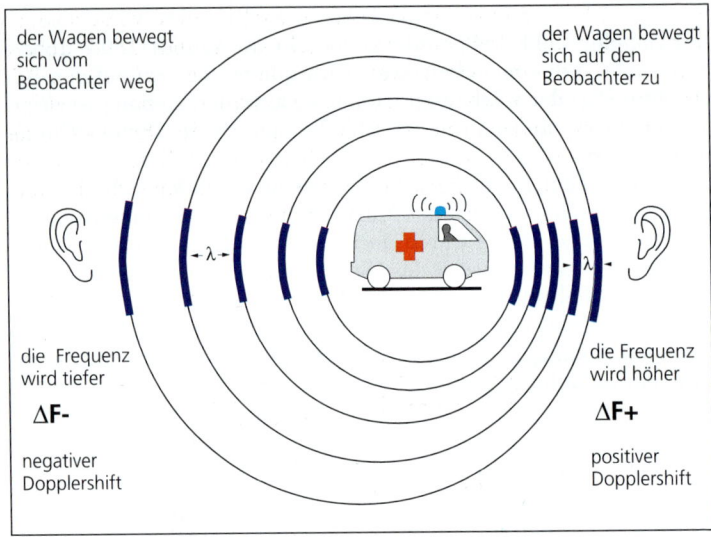

Abb. 1   Kreiswellendiagramm des Dopplereffektes.

Abb. 2 Dopplerechokardiographie der diastolischen Blutströmung an der Mitralklappe. Die Sender-Schallwellen (F_0) werden an den Blutzellen reflektiert und kommen zum Empfänger zurück (F_e). Da sich die Blutkörperchen auf den Schallkopf zubewegen, ist die Empfängerfrequenz (F_e) etwas höher als die Senderfrequenz (F_0). Der Dopplershift ($F_d = \Delta F$) ist also positiv ($F_e - F_0 = \Delta F = F_d$). Die Dopplerfrequenz ($F_d$) liegt im Hörbereich des menschlichen Ohres. F_d ist proportional dem cos α und der Blutflußgeschwindigkeit V.

Bei der **M-Mode und 2D-Echokardiographie** werden die Reflexionen der ausgesandten Schallwellen an den Grenzflächen des Herzens (Herzwände, Klappen etc.) benutzt. Die **Dopplerecho-kardiographie** (s. a. Abb. **2**) jedoch beruht auf einer Frequenzverschiebung des ausgesandten Ultraschallsignales durch die Reflexion an sich bewegenden Blutzellen. Das bedeutet: Vom Schallkopf werden Ultraschallwellen mit einer bestimmten vorgegebenen Frequenz in die Herzhöhlen und Gefäße ausgesandt. Diese Schallwellen werden an sich bewegenden Blutzellen reflektiert. Die reflektierten Schallwellen werden vom Schallkopf wieder empfangen. Die empfangenen Schallwellen erfahren eine *Frequenzänderung,* die in direkter Beziehung zu Flußrichtung, Geschwindigkeit und Flußqualität der Blutkörperchen steht. Daraus erfolgt eine qualitative und quantitative Auswertung.

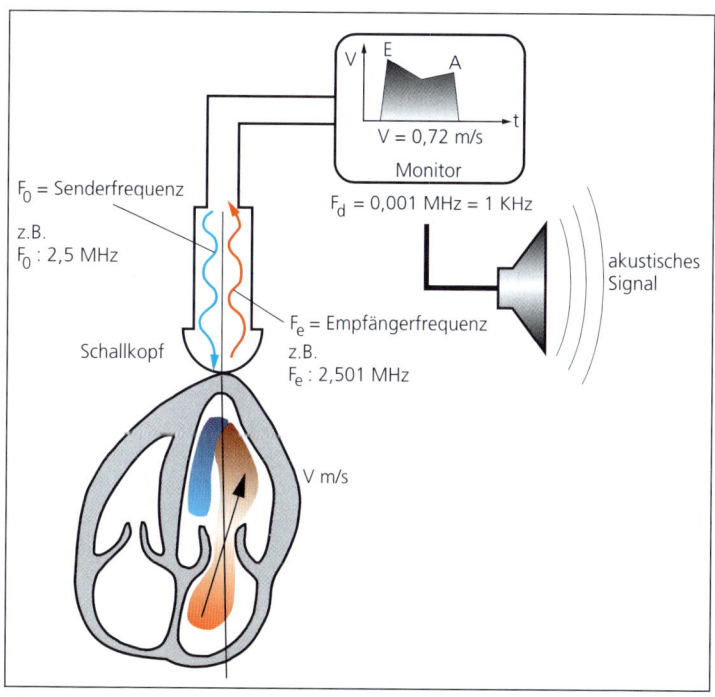

Abb. 2

Mit dem Dopplergerät mißt man den **Dopplershift,** die Differenz zwischen der vom Schallkopf ausgesandten und der vom Schallkopf nach der Reflexion an den Blutkörperchen empfangenen Frequenz. Der Dopplershift bei der dopplerechokardiographischen Untersuchung liegt unter 20 000 Hertz, also im Wahrnehmungsbereich des menschlichen Ohres. So werden bei der Dopplerechokardiographie nicht nur *optische,* sondern auch *akustische Signale* genutzt.

Je größer die Geschwindigkeit der Blutkörperchen im Verhältnis zum Ultraschallsender, um so ausgeprägter ist der Dopplershift, wobei eine direkte Proportionalität besteht. Es gilt also: **Dopplershift** bzw. **Dopplerfrequenz = Empfängerfrequenz minus Senderfrequenz.**

Dopplershift: Die Verschiebung des Frequenzspektrums nach oben oder unten (höher – tiefer) durch die Bewegung der Schallquelle oder die Frequenzänderung der Schallwellen durch Reflexion an sich bewegenden Objekten (z. B. Erythrozyten) wird als Dopplershift bezeichnet.

Dopplershift ist proportional zur Bewegungsgeschwindigkeit der Schallquelle bzw. reflektierenden Grenzflächen. Aus dem Dopplershift kann auf die *Geschwindigkeit* und die *Richtung* der sich bewegenden Grenzflächen geschlossen werden. Über die Dopplergleichung kann somit die Blutströmungsgeschwindigkeit errechnet werden.

Dopplergleichung

$$F_d = 2 \cdot F_0 \cdot \frac{v}{c} \cdot \cos \alpha$$

F_d = Frequenzänderung (Dopplerfrequenz = Dopplershift)
F_0 = ausgesandte Frequenz (z. B. 2,4 MHz)
V = Blutströmungsgeschwindigkeit
α = (Alpha) = Winkel zwischen Ultraschall und Blutfluß
C = Schallgeschwindigkeit
        (im menschlichen Gewebe ca. 1540 m/s)

Aus der Dopplergleichung ist ersichtlich, daß die Dopplerverschiebung (Dopplershift F_d) entscheidend von dem Winkel zwischen Schallfeld und Blutfluß abhängig ist. Da der Kosinus bei einem Winkel von 0°, also eine Schallrichtung parallel zum Blutstrom mit dem Wert 1, am größten ist, erhält man hierbei die höchste Dopplerverschiebung. Wird der Winkel zwischen Schallfeld und Blutstrom größer und nähert sich 90°, weist der Kosinus dagegen den Wert 0 auf (Abb. **3**).

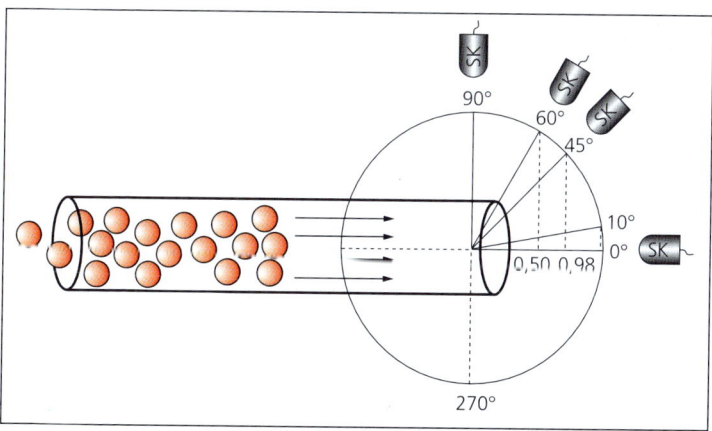

Abb. 3 Einheitskreis: Trigonometrische Abhängigkeit von Einfallswinkel α zum cos α und prozentuale Fehlerbreite.
Winkel α =   0 → cos α = 1   =   0 % Fehlerbreite
Winkel α = 10 → cos α = 0,98 =   2 % Fehlerbreite
Winkel α = 20 → cos α = 0,94 =   7 % Fehlerbreite
Winkel α = 45 → cos α = 0,70 =   30 % Fehlerbreite
Winkel α = 60 → cos α = 0,50 =   50 % Fehlerbreite
Winkel α = 90 → cos α = 0   = 100 % Fehlerbreite

Eine Winkelabweichung zwischen Schallfeld und Blutstrom bis 20° ist tolerabel, da die Dopplerverschiebung nur um höchstens 7% verfälscht werden kann. Die hierbei gemessene Maximalgeschwindigkeit des Blutstromes weicht also lediglich 7% von der wirklichen Geschwindigkeit ab. Winkelabweichungen über 20° führen zu relevanten Unterschätzungen der Blutflußgeschwindigkeiten (Abb. **4**).

Die Unterschätzung der Blutflußgeschwindigkeit macht sich daher bei der Berechnung von Druckgradienten deutlich bemerkbar.

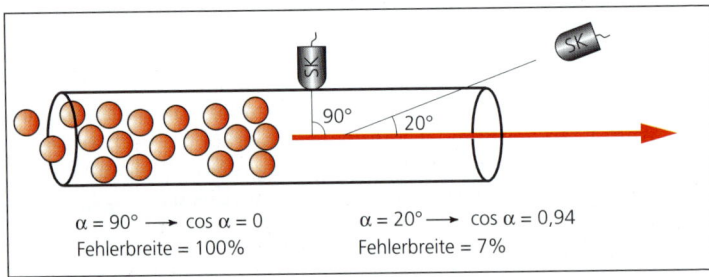

Abb. 4 Winkelabweichung und Fehlerbreite.

Optimale Anlotungszonen in der Dopplerechokardiographie

Es muß versucht werden, durch eine optimale Anlotung die höchste Dopplerverschiebung zu erreichen, wie bei der Darstellung der verschiedenen Schnittebenen in der 2D-Echokardiographie vorausgesetzt (s. a. Abb. **5** u. **6**).

■ Verkleinerung des Alpha-Winkels nur möglich:
  – durch Kenntnisse der Topographie und Applikationsorte,
  – durch Aufsuchen des maximalen Dopplershifts,
    durch Korrektur der Schallkopfposition.

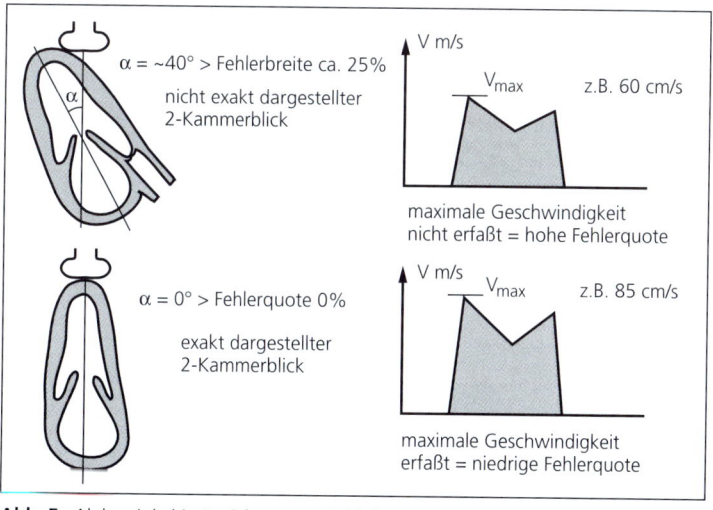

Abb. 5 Alphawinkel in Beziehung zur Fehlerbreite.

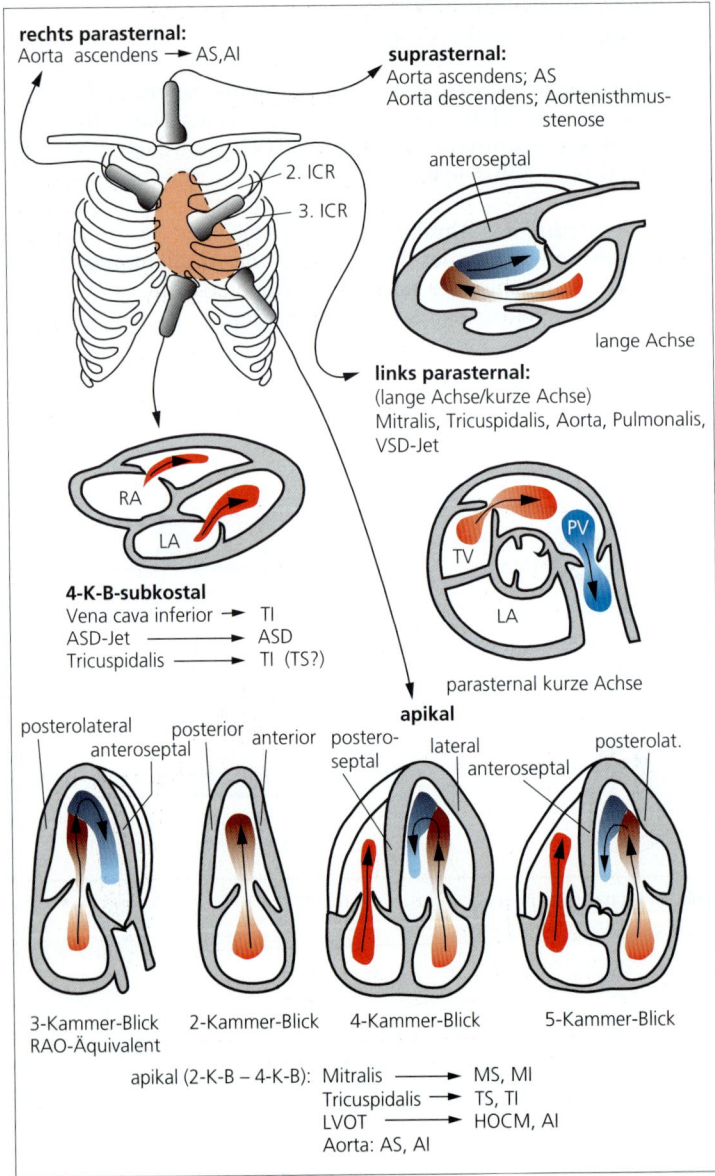

Abb. 6 Optimale Anlotungszonen in der Dopplerechokardiographie.

Blutflußgeschwindigkeit des gesunden Herzens (in Ruhe)

Blutflußgeschwindigkeit des linken Herzens

Die Blutflußgeschwindigkeiten liegen vom linken Vorhof zum linken Ventrikel in der frühen Diastole bei 1 m/s, in der späteren Diastole (Vorhof-Kontraktion) etwas darunter. Vor der Mitralklappe sind die Geschwindigkeiten etwas niedriger. Im linken Ventrikel (Einflußtrakt) sinkt die Geschwindigkeit zur Spitze hin ab.

Im linksventrikulären Ausflußtrakt kann die Blutflußgeschwindigkeit jedoch von der Spitze aus in Richtung der Aorta von 0,5 m/s bis jenseits der Aortenklappe bis zu 1,6 m/s ansteigen (Abb. **7**).

Die Strömungsgeschwindigkeit ist somit Ausdruck der gerade vorhandenen Druckgefälle in der Strombahn. Mit zunehmendem Druckgefälle und Schlagvolumen steigt sie an.

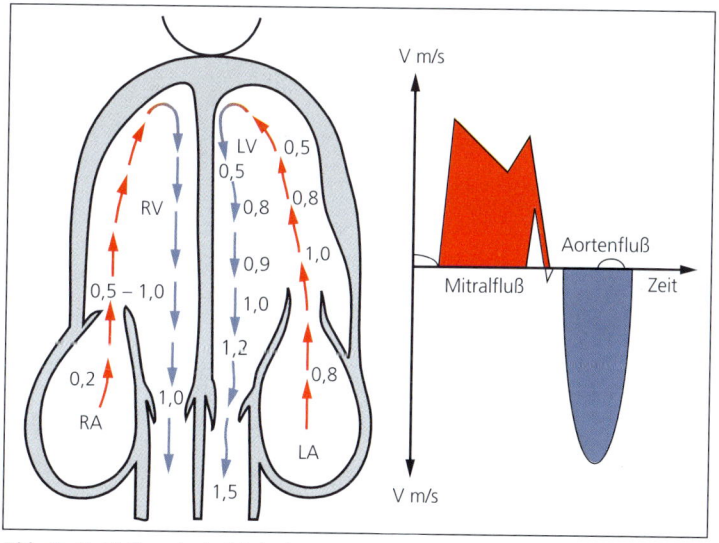

Abb. 7 Blutflußgeschwindigkeit des gesunden Herzens.

Blutflußgeschwindigkeit des rechten Herzens

Die Strömungsgeschwindigkeiten des gesunden rechten Herzens liegen um 40% unter denen des linken Herzens, da das Druckgefälle, welches das Blut vorantreibt, zwischen rechtem Vorhof, Kammer und Pulmonalarterie geringer ist. Werden erhöhte Geschwindigkeiten gemessen, so liegen pathologische Veränderungen im Bereich der Klappen oder ein erhöhter Durchfluß vor (n. *Bubenheimer / Kneisel*).

Strömungslehre

In der Dopplerechokardiographie werden im Gegensatz zur invasiven Angiographie Blutströmungs*richtungen-* und *-geschwindigkeiten* über die Dopplergleichung ausgerechnet und *akustisch* und *optisch* dargestellt.

Durch die anatomischen Strukturen und Druckverhältnisse des Herzens ergeben sich somit unterschiedliche Flußeigenschaften des Blutflusses. So werden z.B. bei Strombahnhindernissen (Stenosen) oder Regurgitationen in einer undichten Klappe unterschiedliche Druckverhältnisse und Flußprofile entstehen (s.a. Abb. 8).

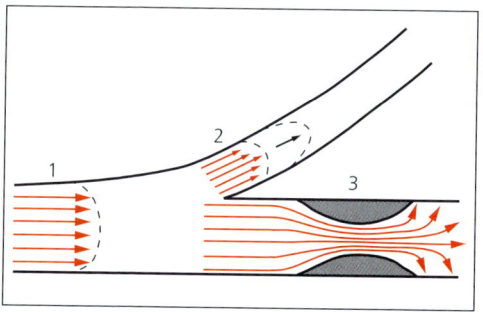

Abb. 8 Man unterscheidet 3 Flußprofile:
1. laminarer Blutfluß – große Gefäße (Aorta, Pulmonalis),
2. paraboler Blutfluß – Aufzweigungen großer Gefäße,
3. turbulenter Blutfluß – Stenosen, Insuffizienzen.

Bei dem *laminaren* Blutfluß haben die Blutkörperchen nahezu die gleiche Flußgeschwindigkeit, es herrscht also eine weitgehende Homogenität von Flußrichtung und Geschwindigkeit der einzelnen Erythrozyten, wobei die Strömung nahe der Gefäßwand aufgrund der Reibungskräfte etwas langsamer ist als im Zentralstrom (Abb. 9a). In Abhängigkeit von der Gefäßweite und dem Ausmaß dieser Reibungskräfte im Bereich der Gefäßwand entsteht ein mehr flaches oder ein mehr *paraboloides* Strömungsprofil (Abb. 9b).

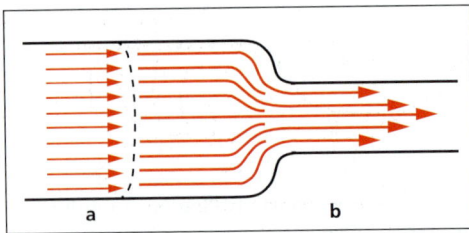

Abb. 9
a Laminarer Blutfluß in einem großen Gefäß mit flachem Flußprofil.
b Paraboles Flußprofil, z. B. an Aufzweigungen von Gefäßen, deszendierende Aorta.

Im paraboloiden Strömungsprofil fließt das Blut wegen der Adhäsionskräfte am Gefäßrand deutlich langsamer als im Zentrum des Gefäßes. Aber auch in einem großen Gefäß mit weitgehend flachem Strömungsprofil ist die Blutflußgeschwindigkeit im zentralen Bereich höher als an der Gefäßwand. Daher ist bei der echokardiographischen Untersuchung eine korrekte Messung der Geschwindigkeit im *Zentralstrom* erforderlich.

Der Übergang von einem laminaren in ein turbulentes Flußprofil hängt ab von

1. der Durchflußmenge,
2. der Flußgeschwindigkeit und
3. der Viskosität, von der Beschaffenheit der Wandoberfläche (Verkalkung, bzw. Plaques des Stenosebezirkes).

Bei turbulenten Strömungen geht kinetische Energie verloren, welche zum Teil als verstärkter Schall umgesetzt und als Geräusch empfunden wird (z. B. AS).

Bei dem *turbulenten* Strömungsprofil handelt es sich um die Verwirbelung der Erythrozyten unmittelbar nach einer Stenose. Hierbei entstehen unterschiedlichste Blutströmungsrichtungen und Geschwindigkeiten, die eine Verbreiterung der Spektralkurve mit unterschiedlichen Flußprofilen darstellen.

Nach einer Stenose schießt der Stenosestrahl („Jet") in eine relativ „ruhige Zone". An der Grenzfläche des „Stenose-Jets" befinden sich Zonen mit unterschiedlichen Geschwindigkeiten, die als schneller und langsamer Parajet bzw. umgekehrter „Randstrudel" bezeichnet werden.

In der Stenoseöffnung selbst kann ebenfalls am Rand ein gewisser Rückstau auftreten, der die Stenose noch verstärkt. Die wirksame Stenosefläche wird als „Vena contracta" bezeichnet (s. *Fehske*) (Abb. **10**).

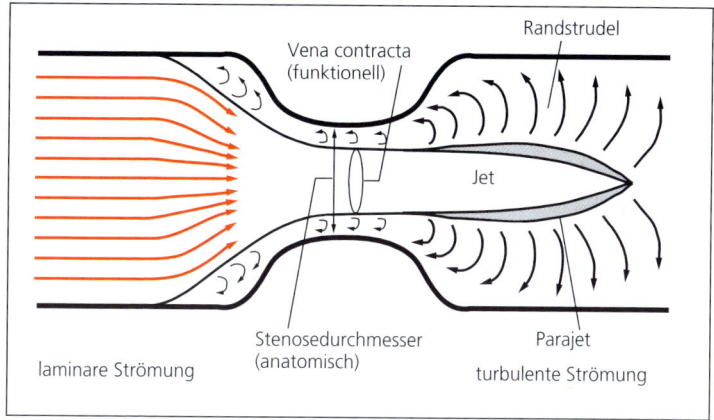

Abb. 10 Laminare und turbulente Strömung (mod. nach *Fehske*).

Spektralanalyse und graphische Darstellung des Dopplershifts

Wie bereits besprochen, liegt die Dopplerfrequenz im Gegensatz zur Ultraschallfrequenz im Wahrnehmungsbereich des menschlichen Ohres. Die *schnellen* Strömungsgeschwindigkeiten werden als *höherer* Ton und *langsamer* Fluß als *tieffrequenter Ton* wahrgenommen. Da sich in einer Strömung nicht alle Teilchen mit der gleichen Geschwindigkeit bewegen, besteht das Dopplersignal in der Regel nicht aus einer einheitlichen Frequenz, sondern aus einem *Frequenzspektrum,* das den unterschiedlichen Strömungsgeschwindigkeiten der im Schallstrahl liegenden Blutkörperchen entspricht. Somit bildet sich ein Strömungsprofil über dem Querschnitt aus. Die Summe der Echos aller Blutkörperchen ergibt ein Frequenzgemisch, dessen Spektrum der Geschwindigkeitsverteilung der Blutkörperchen entspricht. Wenn die reflektierenden Blutkörperchen annähernd die gleiche Geschwindigkeit haben, zeigt sich ein *schmales Frequenzspektrum.* Das akustische Signal wird in Form eines musikalischen oder eines pfeifenden Tons wahrgenommen (s. Abb. **11**).

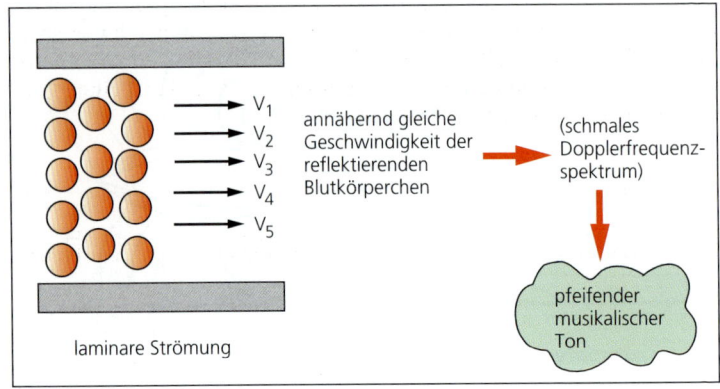

Abb. 11   Geräuschcharakter eines laminaren Flußprofils.

Bei unterschiedlichen Geschwindigkeiten der Blutkörperchen findet man ein *breites Frequenzspektrum* mit einem *rauschenden* oder *gießenden akustischen Signal* (s. Abb. **12**).

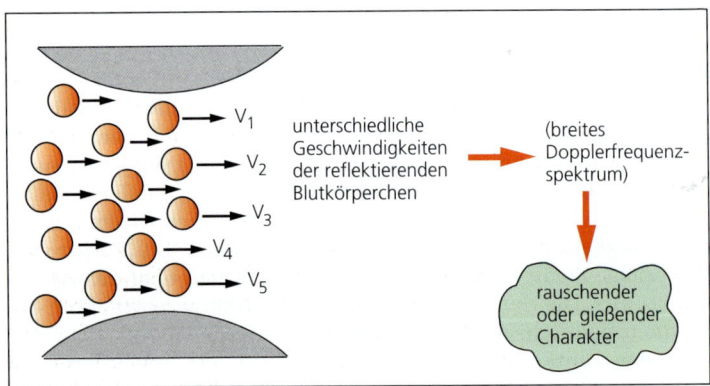

Abb. 12   Geräuschcharakter eines turbulenten Flußprofils.

Für die Analyse des Dopplersignals ist eine Spektralanalyse notwendig. Hierbei wird das Frequenzspektrum in seine verschiedenen Frequenzanteile aufgespalten. Bei den meisten Untersuchungsgeräten erfolgt die Spektralanalyse über das Prinzip der schnellen Fourier-Transformation (Abb. 13).

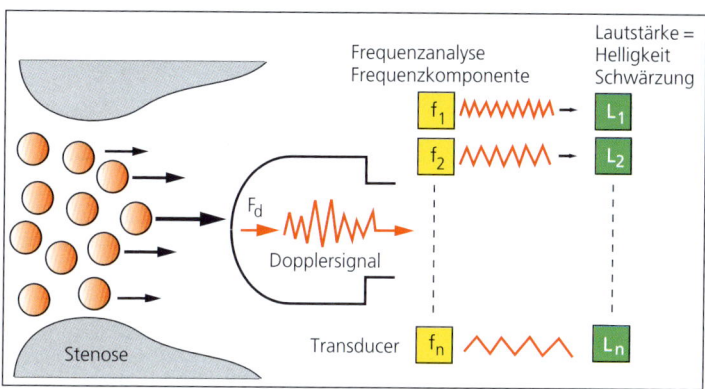

Abb. 13 Spektralanalyse eines Dopplersignals.

Nach der Frequenzanalyse wird das Dopplersignal dann in Helligkeitsstufen (Frequenzblöcke) zerlegt. Hierbei entspricht die Echointensität einer Frequenz einer bestimmten Helligkeitsstufe: Amplitude = Grauskala, d. h. kein Grau = kein Signal, Schwärzung = starkes Signal.

■ Bei Darstellung des Dopplersignales würde dem Frequenzspektrum auf der senkrechten Achse des Dopplerdiagramms die Strömungsgeschwindigkeit der Blutkörperchen entsprechen. Die Amplitude des Dopplersignales entspricht der Intensität des Signales und steht in direkter Proportionalität mit der Anzahl von Blutkörperchen, die sich durch den Schallstrahl bewegen. Sie wird in unterschiedlichen Grautönen (Schwärzungsgraden) dargestellt (schwarz = sehr intensives Dopplersignal, weiß = kein Dopplersignal) (Abb. **14**).

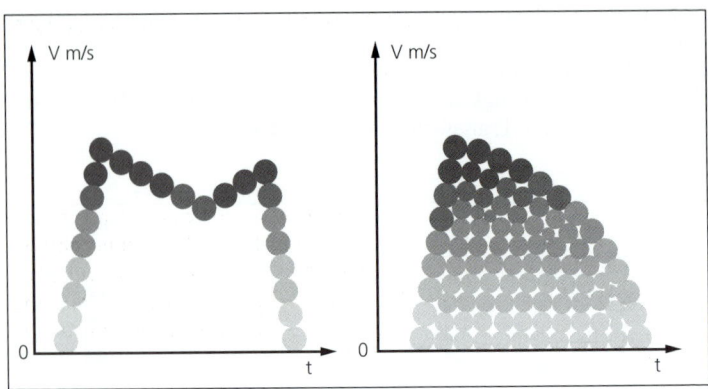

Abb. 14 Links: normales diastolisches laminares schmales Flußprofil mit PW-Doppler gemessen. Rechts: turbulentes breitbandiges Flußprofil bei Mitralstenose mit CW-Doppler gemessen.

vertikale Achse → Geschwindigkeit
horizontale Achse → zeitlicher Verlauf
Schwärzungsgrad → Amplitude → Intensität des Signals → Anzahl der Blutkörperchen, die sich im Bereich des Schallstrahls bewegen → Volumen!

■ Die zeitliche Änderung des Dopplersignales kommt als Abszisse zur Darstellung. Bei einem mitlaufenden EKG ist die genaue Zuordnung der Strömungsphasen und verschiedenen Phasen des Herzzyklus möglich. Ferner gibt das Spektrum uns noch zusätzliche Informationen über die Qualität des Flusses, d. h. ob es sich um einen laminaren oder einen turbulenten Blutfluß (bei Stenosen) handelt.

■ Hierbei entspricht ein schmalbandiges Spektrum einem laminaren und ein breitbandiges Spektrum einem turbulenten Fluß. Die Flußkurve oberhalb der Nullinie bedeutet einen Fluß in Richtung zum Transducer, und ein Fluß unterhalb der Nullinie entspricht einem Fluß weg vom Transducer.

Die 3 Systeme der Dopplerechokardiographie

Liniendoppler: Der Liniendoppler entspricht dem Continuous-Wave-Doppler (CW-Doppler). Hierbei werden alle Flußgeschwindigkeiten entlang eines Schallstrahles erfaßt. Die Schallsonde besteht aus einem Sender und einem Empfänger, die unabhängig voneinander arbeiten. Der Schall wird also kontinuierlich ausgestrahlt und empfangen (s. a. Abb. **15**).

Punktdoppler: Dieser Doppler entspricht dem gepulsten Doppler (PW). Hierbei werden Blutflußgeschwindigkeiten nur an einem Punkt (sogenannter Sample Volume = Meßvolumen) gemessen. Die Schallsonde schaltet im Wechsel von Empfangen auf Senden um. Beim Multi-Gate-PW-Doppler mißt man an mehreren Punkten (HPRF = High Pulse Rate Frequency).

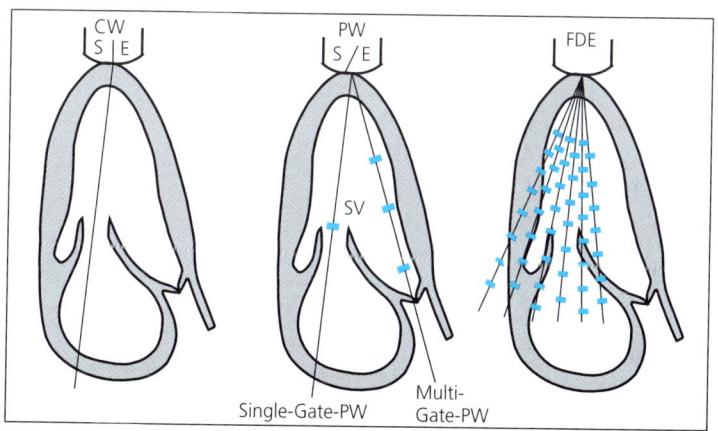

Abb. 15   3 Systeme der Dopplerechokardiographie.

Flächendoppler: Der Flächendoppler entspricht dem Farbdoppler. Durch die vielen Meßvolumina (Sample Volumes) werden die mittleren Flußgeschwindigkeiten bestimmt. Der Blutfluß wird farbkodiert wiedergegeben. Hierbei können Informationen über Blutflußgeschwindigkeit, Richtung und Qualität gewonnen werden. Ferner kann die Ausbreitung von Insuffizienzen bzw. Stenose-Typen dargestellt werden.

Der Flächendoppler ist als Weiterentwicklung des konventionellen gepulsten Systems anzusehen.

CW-Doppler

Prinzip

Kontinuierliches Aussenden und Empfangen von Ultraschall mit zwei separaten Kristallen, die (halbiert oder ringförmig) unabhängig voneinander funktionieren. Die Schallwellen werden kontinuierlich ausgestrahlt und empfangen. Aus der Frequenzdifferenz (Dopplershift) wird die Blutflußgeschwindigkeit errechnet (s. a. Abb. **16**).

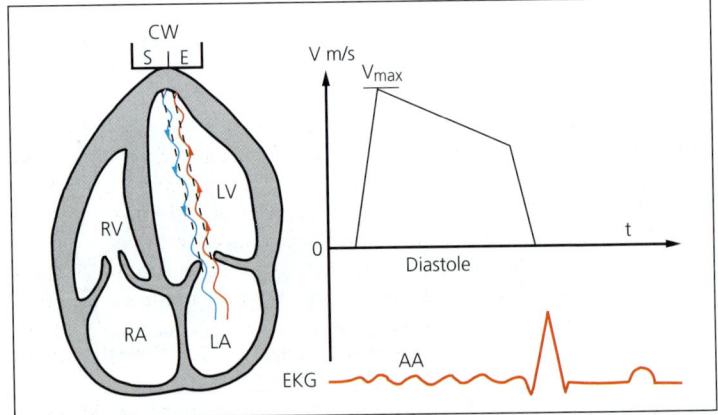

Abb. 16 CW-DE-Nachweis einer Mitralstenose, fehlende A-Welle bei absoluter Arrhythmie.

Vorteil

Keine Begrenzung bezüglich der maximal meßbaren Geschwindigkeit (Geschwindigkeiten bis zu 10 m/s meßbar).

Nachteil

Keine Tiefenbestimmung über Laufzeit des Ultraschalls im Gewebe möglich, d. h. mehrere in der Schallausbreitungsrichtung liegende Gefäße (bewegte Strukturen) können nicht unterschieden werden. Die Herkunft eines Signales kann nur durch Anwendung typischer Anlotungspunkte und Kenntnis typischer Flußprofile der Gefäße bzw. Herzklappen, auch bei fehlendem simultanen 2D-Bild, bestimmt werden.

Quantifizierbarkeit

Begrenzt möglich.

PW-Doppler

Prinzip

Beim PW-Doppler wird nur ein piezoelektrischer Kristall im Wechsel als Sender und Empfänger benutzt. Nach Abstrahlen eines Schallimpulses wird die Schallsonde auf Empfang umgeschaltet. Durch rasche Wechsel von Sendung und Empfang des Schallimpulses kann errechnet werden, aus welcher Tiefe das interessierende Strömungssignal reflektiert wurde. Die empfangenen Signale werden sowohl hinsichtlich ihres Frequenzspektrums als auch hinsichtlich ihrer Laufzeit analysiert und ausgewertet.

Die Schallimpulse werden alternierend zum simultanen Aufbau eines 2D-Bildes und zur Doppleruntersuchung benutzt. Es wird ein sog. „Meßvolumen" (= Meßtor = Sample Volume = SV) eingeführt, das entlang der Ausbreitungsrichtung des Schallstrahles verschoben werden kann (Abb. **17**).

In einigen Geräten besteht die Möglichkeit, mehrere Austastfenster einzuführen, sog. HPRF (s. S. 17). Die „Meßtore" (im 2D-Bild) markieren die gewünschte Meßtiefe des Dopplers im Körper.

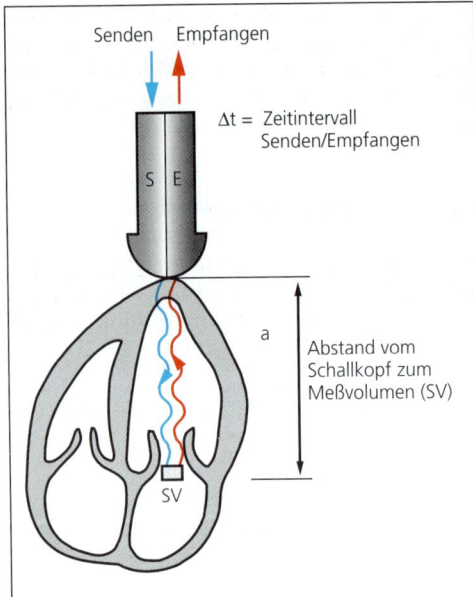

Abb. 17 Beim PW-Doppler werden im Wechsel kurze Schallimpulse abgegeben. Die Flußanalyse erfolgt im Meßvolumen. Sie ist begrenzt durch das Zeitintervall und den Abstand zum Meßvolumen.

Vorteil

Geschwindigkeitsmessung im wählbaren Tiefenbereich möglich, d. h. *tiefenselektiv* (im Bereich des Meßvolumens = Sample Volume) kann die Strömung gemessen werden.

Nachteil

Im Vergleich zum CW-Doppler wesentlich komplizierter im Aufbau. Beschränkung der maximal erfaßbaren Geschwindigkeit durch die Begrenzung der Pulswiederholungsfrequenz (PRF). Beim Übersteigen der Nyquist-Grenze kommt es zum Aliasing-Phänomen (Geschwindigkeiten max. bis 1,5 m/s meßbar). Eine Erhöhung von PRF bedeutet ein schnelles Senden und Empfangen von Schallwellen durch den PW-Doppler. Diese führt zu einer Erweiterung des Meßbereiches durch Erhöhung der Nyquist-Grenze ($F_d = \frac{PRF}{2}$). Es können also höhere Geschwindigkeiten gemessen werden. Da die Meßtiefe mit zunehmendem PRF abnimmt, kann der Meßbereich eines PW-Dopplers nicht beliebig erweitert werden.

Das PW-Flußsignal zeigt sich als ein relativ schmales Frequenz-spektrum, da nur der Blutfluß im „Meßtor" berücksichtigt wird.

Der Nachteil dieser Technik ist die begrenzte Möglichkeit, höhere Blutflußgeschwindigkeiten zu messen (bis max. ca. 1,5 m/s durch Erhöhung der Nyquist-Grenze).

Das Aliasing-Phänomen beim PW-Doppler

Die Eindringtiefe des Ultraschallstrahles ist abhängig von der Ultraschallfrequenz. Die Meßtiefe kann durch Änderung der Impuls-wiederholungsfrequenz (**P**ulse **R**epetition **F**requency) verändert werden.

Je höher der PRF, desto niedriger die Meßtiefe. Der Meßbereich eines PW-Dopplers ist abhängig von der PRF und Dopplerfrequenz.

$PRF \geq 2F_d =$ Nyquistgrenze

Berechnung des Nyquist-Limits beim PW-Doppler:

$F_{d\,max}$ $\leq$ $\frac{1}{2} PRF$
$F_{d\,max}$ $=$ max. Dopplerfrequenz ohne Aliasing
PRF $=$ Puls-Repetitionsrate

Höhere Blutflußgeschwindigkeiten (z. B. in einer Stenose) führen zur Erhöhung der Dopplerfrequenz. Sobald $F_d > \frac{PRF}{2}$ kommt es zum Aliasing-Phänomen.

Der oberhalb des Nyquist-Limits liegende Kurvenanteil einer PW-Kurve kommt invertiert im Nachbarkanal je nach Flußrichtung oberhalb oder unterhalb der Nullinie zur Darstellung (s. Abb. **18** u. **19**).

Da beim *CW-Doppler* die Geschwindigkeitsmessung unbegrenzt ist, kann die Nyquistgrenze nicht überschritten werden. Ein Aliasing tritt somit nicht auf (s. Abb. **19**).

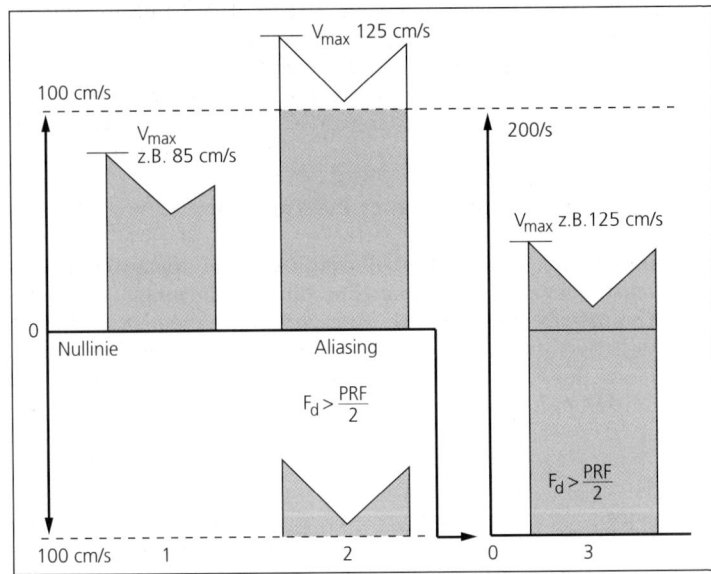

Abb. 18 PW-Doppler bei Mitralstenose:
1 = normales Flußprofil an der gesunden Mitralklappe.
2 = pathologisches Flußprofil an einer Mitralstenose mit Aliasing,
    da Nyquist-Grenze überschritten (mehr als 100 cm/s).
3 = Nullinienverschiebung durch Erhöhung der Nyquist-Grenze,
    z. B. 200 cm/s.

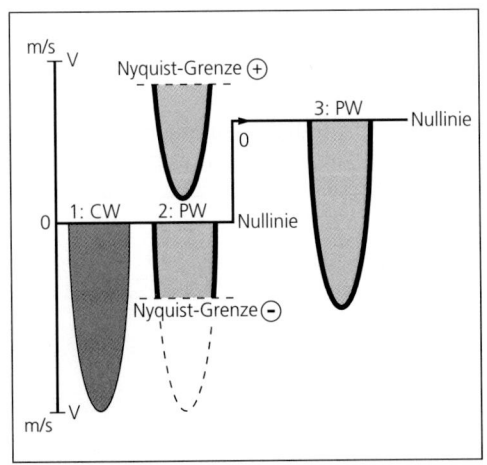

Abb. 19
1. CW-DE bei einer Aortenstenose (Meßbereich unbegrenzt!)
2. PW-DE bei einer Aortenstenose mit Aliasing-Phänomen (Nyquist-Grenze wurde überschritten!)
3. Erhöhung des Meßbereichs durch Nulllinienverschiebung.

Erhöhung der Nyquist-Grenze beim PW-Doppler zur Vermeidung von Aliasing-Phänomenen:

1. Transducer mit niedriger Frequenz benutzen.
2. Erhöhung des Anschall-Winkels α, damit Verminderung des cos α, somit Reduktion der Dopplerfrequenz, anschließend nachträgliche Winkelkorrektur (nur bedingt möglich).
3. Erhöhung des PRF (z. B. durch HPRF).
   Die Nyquist-Grenze beim PW-Doppler kann durch Anwendung von High-PRF-Mode erhöht werden. Dadurch können höhere Geschwindigkeiten ohne Auftreten von Aliasing gemessen werden. Dies geschieht durch Einrichtung weiterer Meßtore. Diese zusätzlichen Meßtore liegen näher zum Schallkopf. Hierbei werden im Gegensatz zum einfachen PW-Doppler weitere Impulse vom Transducer abgesandt, bevor die vorausgegangenen Impulse aus der interessierenden Tiefe zum Schallkopf zurückgekommen sind.
   Bei der Doppler-Analyse können zwar durch Erhöhung der Puls-Repetitionsrate höhere Geschwindigkeiten gemessen werden, aber es kann nicht unterschieden werden, an welchen zusätzlichen Meßtoren diese gemessen wurden.
4. Verminderung der Meßtiefe im Gewebe.
5. Verdoppelung des Meßbereiches durch Nullinienverschiebung.

Normale Dopplerkurven (systolische und diastolische) im linksventrikulären Einflußtrakt und linksventrikulären Ausflußtrakt

Im gesunden Herzen erfolgt bei Sinusrhythmus der diastolische Einfluß in den linken Ventrikel in 2 Aktionen:

- frühdiastolischer, schneller passiver Einfluß = E-Welle, und
- spätdiastolischer Einfluß nach Vorhofkontraktion = A-Welle.

Beide können sowohl mit dem CW- als auch mit dem PW-Doppler gemessen werden.

Der CW-Doppler erfaßt sowohl langsame als auch höhere Geschwindigkeiten (d. h. ein breites Frequenzspektrum), der PW-Doppler erfaßt aufgrund des engen Meßtores (SV) = Sample Volume nur das Zentrum einer konstanten Geschwindigkeit (schmales Frequenzspektrum), Meßbereich bis 1,5 m/s begrenzt.

Die höchsten Geschwindigkeiten mißt man vom linken Vorhof zum linken Ventrikel im Zentrum der Mitralklappe. Der linksventrikuläre Einfluß hat zum vorderen Mitralsegel höhere Geschwindigkeiten als an der Hinterwand.

Der linksventrikuläre Blutausfluß hat dagegen in Richtung des Septums die größere Geschwindigkeit und erreicht im Bereich der Aortenklappen und dahinter die Maximalgeschwindigkeit.

Das Öffnen und Schließen der Mitral- und Aortenklappen wird als scharf abgegrenztes Signal registriert = Mitralöffnungs- und -schließungsklick, Aortenöffnungs- und -schließungsklick.

Diastolische Geräusche um und unter der Nullinie bedeuten eine Flußumkehr des einfallenden Blutstromes, der in das Restvolumen hineinstürzt und somit einen Farbwechsel entlang dem Septum in Richtung der Aorta auslöst (negativer Dopplershift) (s. Abb. **20** u. **21**).

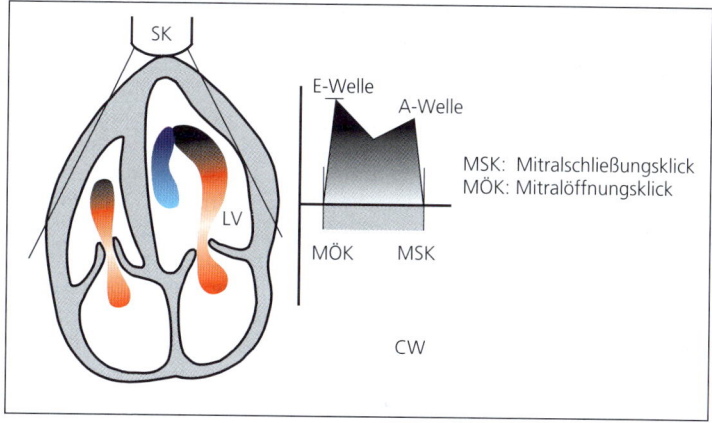

Abb. 20 Diastolisches Einflußprofil in den linken Ventrikel. Diastolischer negativer Dopplershift.

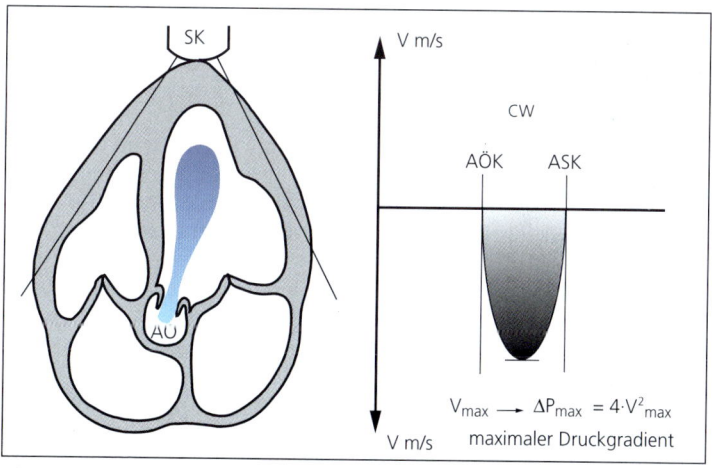

Abb. 21 Systolisches linksventrikuläres Flußprofil über dem linksventrikulären Ausflußtrakt; AÖK: Aortenöffnungsklick; ASK: Aortenschließungsklick.

Farbkodierte Dopplerechokardiographie (FDE)

Die wichtigste Erweiterung in der Echokardiographie ist die Entwicklung des **Farbdopplers.** Bei der **FDE** (= Farbdopplerechokardiographie) handelt es sich um einen Flächendoppler, was bedeutet, daß innerhalb der Begrenzung der jeweiligen simultan dargestellten 2D-Bilder die Änderung der Dopplerfrequenz (durch die Bewegung der Erythrozyten) an vielen Punkten (Meßvolumina) gemessen wird. Durch die simultane Bestimmung vieler Meßpunkte innerhalb der Blutströmung wird die *mittlere Blutgeschwindigkeit* bestimmt und *farbkodiert* dargestellt. Es muß jedoch ausreichende Flußgeschwindigkeit vorhanden sein, damit die Dopplerfrequenzänderung erfaßt und in Farbe umgesetzt werden kann (Abb. **22**).

Durch die flächenhafte Darstellung in der FDE ist eine qualitative Beurteilung des Blutflusses möglich. Eine quantitative Beurteilung in der FDE ist sicherlich das Ziel in der Weiterentwicklung dieser Technik. Mit einigen Geräten ist die Messung der Blutströmungsgeschwindigkeit innerhalb der dargestellten Farbwolke bereits bedingt machbar.

Durch zusätzliche Farb-M-Mode-Technik ist eine genaue Beurteilung des Blutstromes (z. B. durch die Herzklappen) aufgrund besserer *zeitlicher Auflösung* und intensiver Farbkodierung möglich.

In der farbkodierten Echokardiographie (FDE) wird der Blutfluß zum Schallkopf hin als *rote Wolke* und der Fluß vom Schallkopf weg als *blaue Wolke* dargestellt (Abb. **23 a**). Durch die Farbkodierung wird die Flußrichtung des Blutstroms erkennbar. Mit zunehmender Blutflußgeschwindigkeit wird die jeweilige Farbe heller (Abb. **23 b**). Ebenfalls wie beim PW-Doppler zeigt sich beim Farbdoppler eine Begrenzung der maximal meßbaren Strömungsgeschwindigkeit in Abhängigkeit von der Ausgangsfrequenz und der Eindringtiefe. Bei *inhomogenem* bzw. *turbulentem* Blutfluß (z. B. Klappenstenose) wird durch Zugabe einer *grünen Färbung* die unterschiedliche Geschwindigkeit innerhalb des Blutflusses als mosaikartige Fläche dargestellt. Rot-grüne Farbmischung bedeutet turbulenter Blutfluß auf den Schallkopf zu, blau-grüne Färbung zeigt Turbulenzen, die vom Schallkopf weggerichtet sind (sog. „Varianzen").

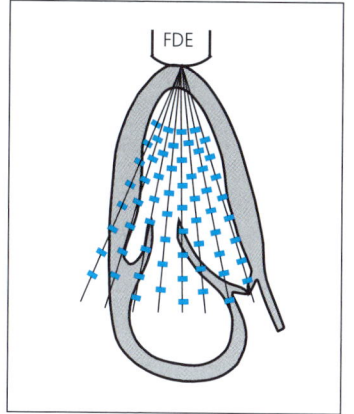

Abb. 22 Flächendoppler (FDE) mit vielen Meßpunkten.

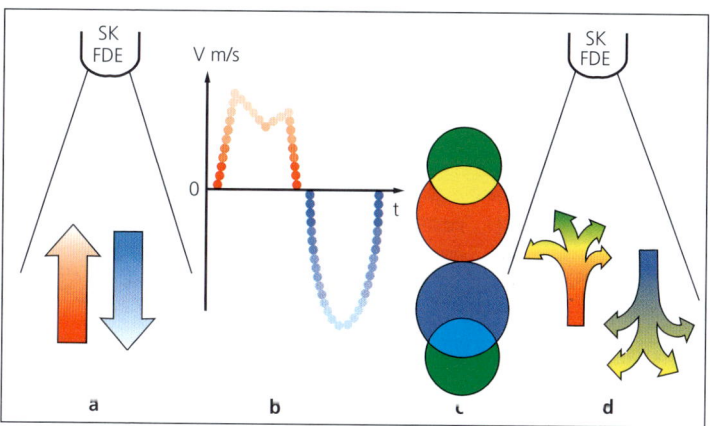

Abb. 23 Qualitative Beurteilung des Blutflusses durch FDE.

Farbkodierte Dopplerechokardiographie der systolischen und diastolischen Flußprofile in der parasternalen Längsachse

Geeignet zur Beurteilung des systolischen und diastolischen Blutflusses über der Aorten- bzw. Mitralklappe. Diese ist jedoch stark abhängig von der Transducerposition.

In der Diastole zeigt sich der Blutfluß als Rotfärbung (Flußrichtung zum Transducer) und während der Systole als Blaufärbung (Flußrichtung vom Schallkopf weg). Hierbei ist das M-Mode-Farbechokardiogramm eine wesentliche Hilfe wegen der genauen zeitlichen Auflösung und intensiver Farbkodierung (Abb. **24** u. **25**).

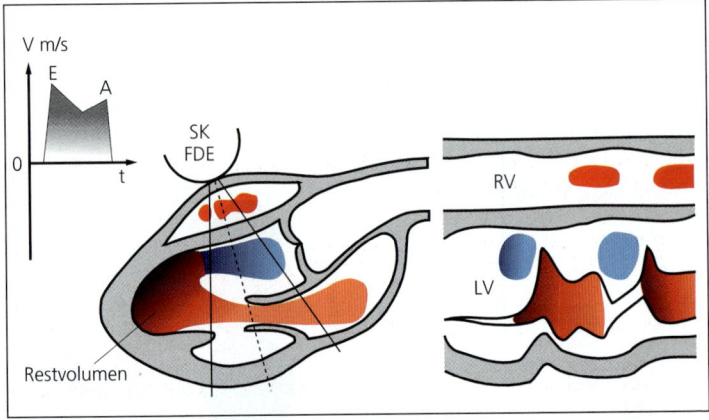

Abb. 24 Farb-M-Mode im Bereich der Mitralklappe: rote Kodierung → diastolischer Einstrom.

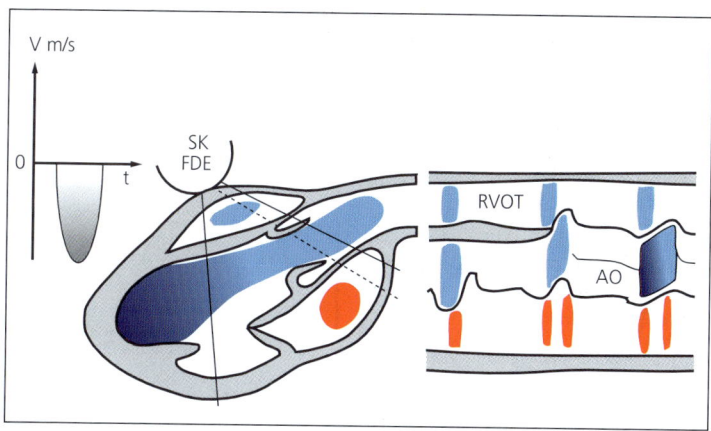

Abb. 25 Farb-M-Mode im Bereich der Aortenklappe:
blaue Kodierung → systolischer Ausstrom.

Diastolische Flußprofile an der Mitralklappe im apikalen 4-Kammer-Blick

Die genaue Beurteilung des diastolischen Blutflusses über der TK und MK erfolgt im **apikalen 4-Kammer-Blick.** Hierbei muß zuerst eine optimale 2D-Darstellung des 4-Kammer-Blicks erreicht werden. Anschließend wird die Farbkodierung eingeschaltet. Es sollte versucht werden, durch einen kleinen Farbsektorwinkel den Blutfluß über den jeweiligen Klappen darzustellen, damit eine möglichst intensive Farbkodierung erreicht wird.

Der diastolische Blutfluß zeigt sich (zum Schallkopf) in *Rotkodierung*. Der systolische Blutstrom wird im Bereich des Ausflußtraktes des jeweiligen Ventrikels *blaukodiert* dargestellt (Abb. **26**).

Zusätzlich erkennt man im **M-Mode-FDE** in der Systole eine Blaufärbung oberhalb der AV-Klappen und in der Diastole eine Rotkodierung beiderseits der AV-Klappen.

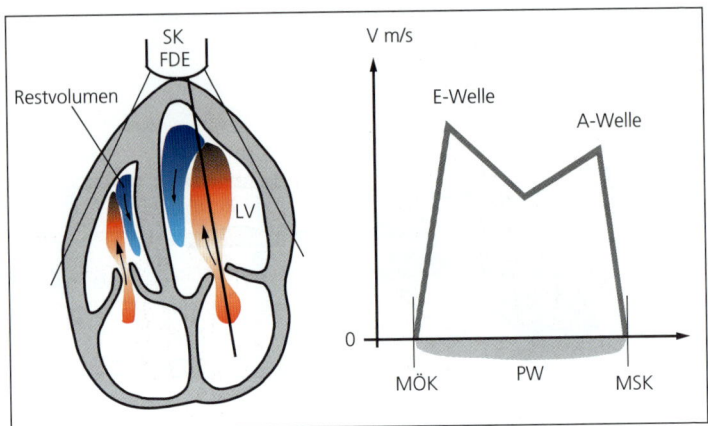

Abb. 26 Normaler, diastolischer Einstrom (rot) im apikalen 4-Kammer-Blick
(LVET), leichte septumnahe Blaukodie-
rung durch Verdrängung des Restvolu-
mens in Richtung des Ausflußtraktes.

MÖK: Mitralklappenöffnungsklick,
MSK: Mitralklappenschließungsklick.

Systolisches Flußprofil der Aortenklappe im apikalen 5-Kammer-Blick

Im **5-Kammer-Blick** ist eine genauere Darstellung des Blutstromes über der Aortenklappe möglich. Hierbei ist der Blutausstrom
aus dem linken Ventrikel über der Aortenklappe **blaukodiert** erkennbar. Ein simultaner Einsatz des PW-Dopplers ermöglicht eine
zusätzliche Analyse des Blutflusses im Bereich des linksventrikulären Ausflußtraktes. Durch eine mesosystolisch erhöhte Blutflußgeschwindigkeit kann sowohl im PW-Doppler als auch in der FDE
ein Aliasing-Phänomen auftreten, sobald die Nyquist-Grenze überschritten wird $(\mathbf{F_d > \frac{\mathbf{PRF}}{2}})$ (Abb. **27**).

Durch Korrektur der Meßtiefe in der FDE bzw. Nullinienverschiebung im PW-Doppler ist das Problem zu umgehen. Das Aliasing-Phänomen in der farbkodierten Echokardiographie äußert
sich als Farbumschlag von **blau nach rot bzw. umgekehrt**
(s. dort).

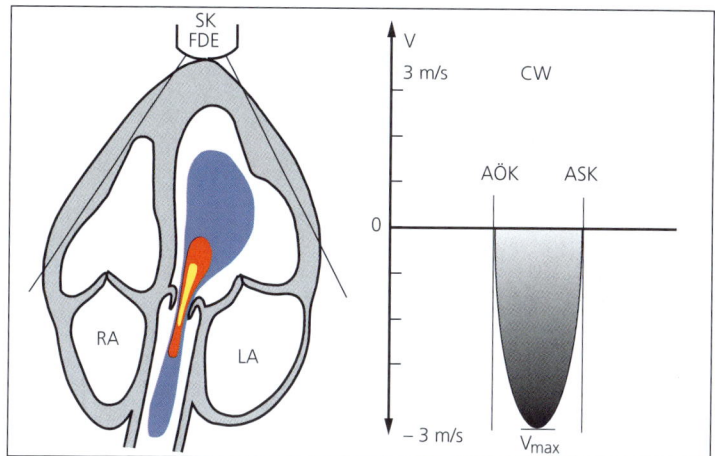

Abb. 27 Systolisches Flußprofil im links-ventrikulären Ausflußtrakt. Die Blauko-dierung zeigt die Richtung des Blutflusses (vom Schallkopf weg) an. Bei Überschrei-tung der Nyquist-Grenze häufig Aliasing-Phänomen.
AÖK: Aortenklappenöffnungsklick,
ASK: Aortenklappenschließungsklick.

Aliasing-Phänomen beim Farbdoppler

Der Aliasing-Effekt kommt zum Tragen, sobald die Impulswieder-holungsrate (**Puls Repetition Frequency, PRF**) die Nyquist-Grenze überschritten hat.

$$F_d > \frac{PRF}{2}$$

Die Eindringtiefe des Ultrastrahles in das Gewebe ist abhängig von der Ultraschallfrequenz. Je höher die Ultraschallfrequenz, de-sto niedriger die Eindringtiefe.

Durch die Änderung der Impulswiederholungsfrequenz (PRF) verändert sich die Meßtiefe. Diese ist umgekehrt proportional zur PRF.

Im PW-Doppler zeigt sich der Aliasing-Effekt als Paradox-Regi-strierung, das heißt, die entsprechenden Strömungssignale inver-tieren im Nachbarkanal oberhalb oder unterhalb der Nullinie (Abb. **18**).

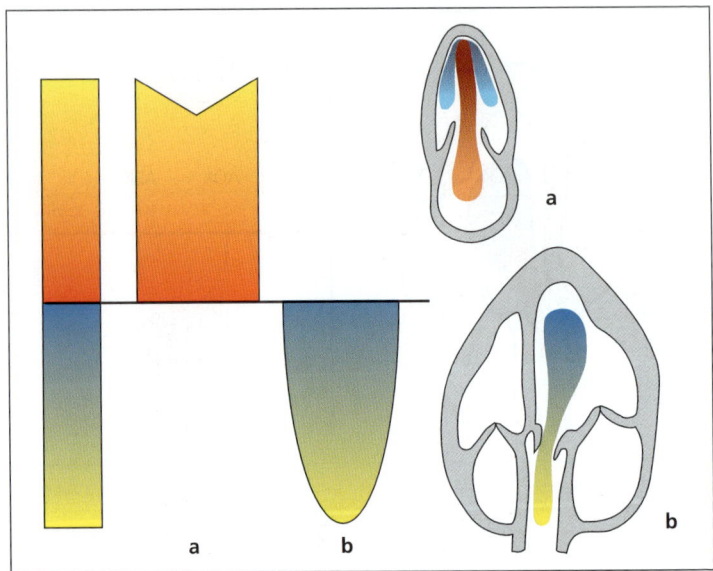

Abb. 28 a Normaler diastolischer Farbfluß über der Mitralklappe, mit Zunahme der Geschwindigkeit → Farbänderung (von rot → gelb). **b** Normaler systolischer Farbfluß durch die Aortenklappen, mit Zunahme der Geschwindigkeit → Farbänderung (dunkelblau → gelb).

Bei dem Farbdoppler äußert sich der Aliasing-Effekt als Farbumschlag. Wenn z. B. die Strömungsgeschwindigkeit bei einer Mitralstenose den eingestellten Meßbereich verläßt, beobachtet man innerhalb der roten Ausflußwolke eine Blaufärbung. Bei stark erhöhter Blutflußgeschwindigkeit oder zu schmal eingestellten Meßbereichen des Farbdopplers zeigen sich mehrfach Farbumschläge (Pfauenauge). Durch Zumischung von Grünfärbung werden turbulente Flüsse als farbmosaikartige Flächen registriert (Abb. **28, 29**).

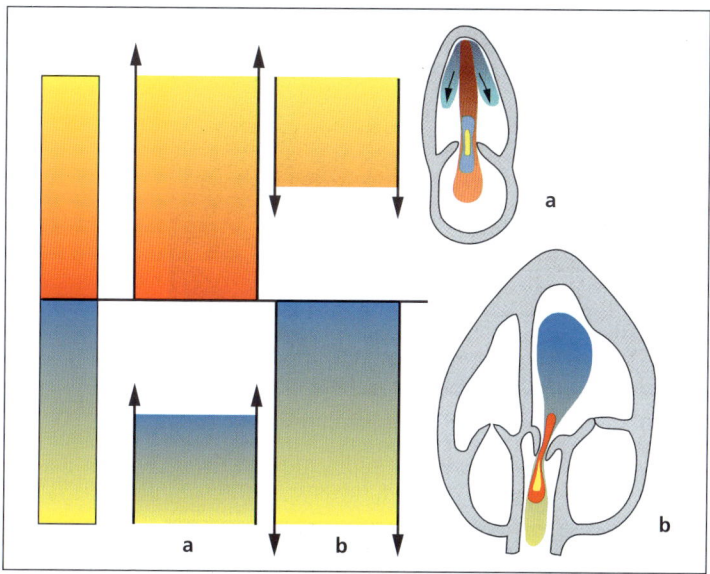

Abb. 29 Aliasingeffekt im Farbdoppler infolge erhöhter Flußgeschwindigkeiten an stenosierten Klappen.

a Diastolisches Flußprofil an der stenosierten Mitralklappe → Aliasing („Pfauenauge").
b Systolisches Flußprofil an der stenosierten Aortenklappe → Aliasing.

Normalbefunde: Abb. 30–33. Die nachfolgenden Abbildungen zeigen normale systolisch-diastolische Flußprofile in der farbkodierten Dopplerechokardiographie und im simultan mitlaufenden Farb-M-Mode-Bild.

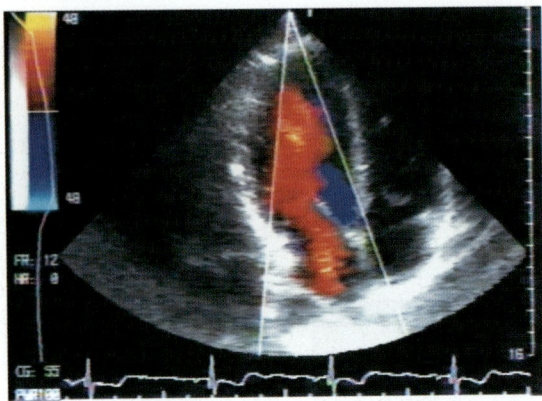

Abb. 30 Normaler diastolischer linksventrikulärer Einstrom (rote Kodierung) im apikalen 3-Kammer-Blick.

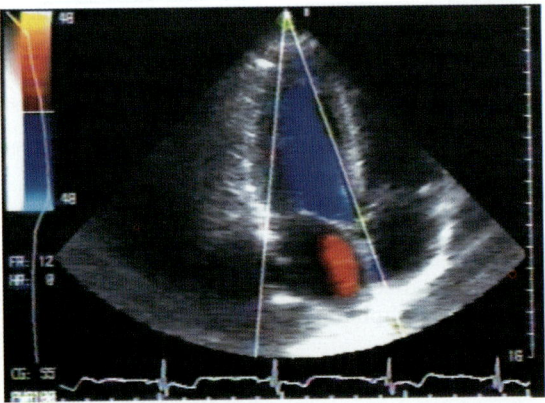

Abb. 31 FDE-Dokumentation des normalen linksventrikulären Ausstroms (blaue Kodierung) im apikalen 3-Kammer-Blick – rote Kodierung im Bereich des linken Vorhofs als Ausdruck passiver Vorhoffüllung.

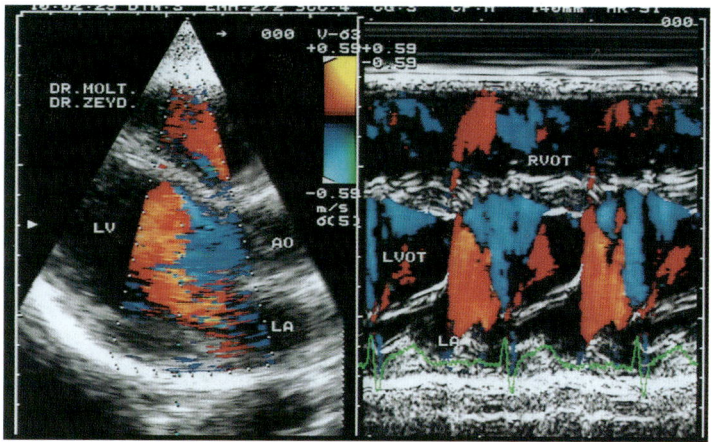

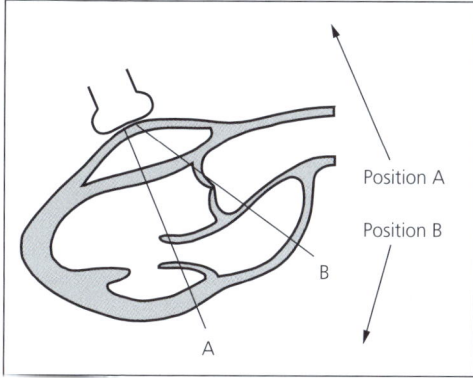

Abb. 32 Farb-M-Mode-Echokardiogramm im Bereich der Mitralklappe, bei normalen hämodynamischen Verhältnissen, in parasternaler langer Achse.
Rote Kodierung: diastolischer Einstrom in den LV.
Blaue Kodierung: systolischer Ausstrom aus dem LV in den LVOT (A).

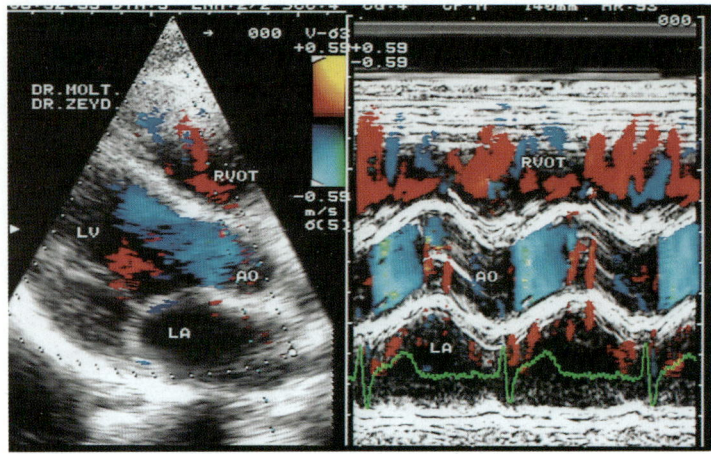

Abb. 33 Farb-M-Mode-Echokardio-gramm im Bereich der Aortenklappe in parasternaler langer Achse. Systolischer Ausstrom aus dem linken Ventrikel in die Aorta, blaukodiert dargestellt (s. Position B in Schema Abb. **32**).

Berechnung von Druckgradienten mit Hilfe der Bernoulli-Gleichung

Das Druckgefälle innerhalb eines Gefäßes bewirkt, daß eine Blut-strömung entsteht. Je größer das Druckgefälle, um so höher die Blutströmungsgeschwindigkeit und umgekehrt.

Innerhalb eines Kreislaufes wirken z. B. Verengungen (Steno-sen) wie „Düsen", die die Geschwindigkeiten des Blutes, aber auch des Druckverhältnisses, plötzlich ändern.

Bei einer Obstruktion (Stenose) der Strombahn kommt es somit zu einer Zunahme der Blutflußgeschwindigkeit in der Stenose. Mißt man die Geschwindigkeit vor und in der Stenose, so kann man mittels der *Bernoulli-Gleichung den Druckgradienten errech-nen* (s. Abb. **34**).

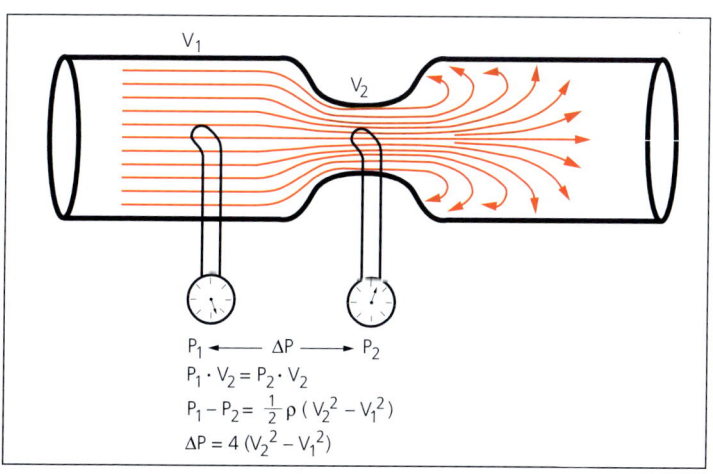

Abb. 34

V_1 = V_{max} vor der Stenose (m/s)
V_2 = V_{max} in der Stenose (m/s)
ρ = Dichte des Blutes = $1{,}06 \cdot 10$ kg/m (konstant)
P_1 = Druck vor der Stenose (mmHg)
P_2 = Druck nach der Stenose (mmHg)

Da die Geschwindigkeit des Blutflusses vor einer Stenose meistens relativ niedrig ist, kann V_1 vernachlässigt und zur Berechnung des Druckgradienten die *vereinfachte Bernoulli-Gleichung* angewandt werden:

$$\Delta P = 4 \cdot V_2{}^2 = mmHg$$

Mit dem CW- oder PW-Doppler wird die V_{max} (in m/s) gemessen und daraus mit der Bernoulli-Gleichung ($\Delta P = 4 \cdot V^2{}_{max}$) der maximale Druckgradient P_{max} in mmHg errechnet: z. B. Mitralstenose, Aortenstenose, Trikuspidalstenose, Pulmonalstenose (s. a. Abb. 35).

Die Auswertung des Druckgradienten erfolgt durch den Computer des Echokardiographiegerätes.

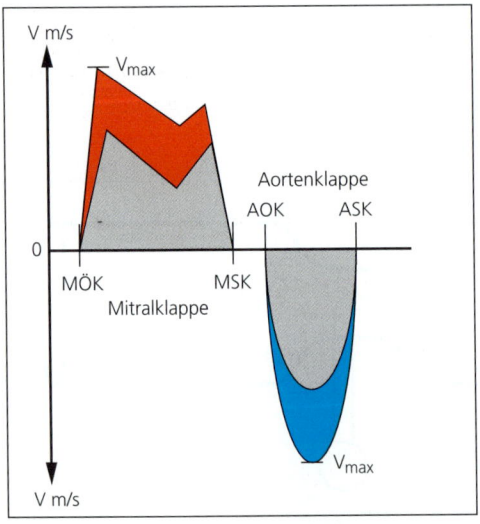

Abb. 35 Flußprofile an der Mitral- und Aortenklappe: normal (grau), Mitralstenose (rot), Aortenstenose (blau), achte auf **V_{max}!**).
MÖK: Mitralklappenöffnungsklick,
MSK: Mitralklappenschließungsklick,
AÖK: Aortenklappenöffnungsklick,
ASK: Aortenklappenschließungsklick.

Berechnung des mittleren diastolischen und systolischen Druckgradienten (ΔP_{mean} = FVI) mittels der Bernoulli-Gleichung

Der mittlere Druckgradient wird durch Umfahren der Mitral- oder Aortenflußkurven diastolisch oder systolisch planimetrisch bestimmt.

Hierbei wird das Flußprofil über die Zeiteinheit und die umfahrene Fläche bestimmt. Es entsteht somit ein Flußzeitintegral (FVI = Flow-Velocity-Time-Integral), das die mittleren Geschwindigkeiten bzw. den mittleren Druck während einer Phase (Systole oder Diastole) darstellt (Abb. **36**).

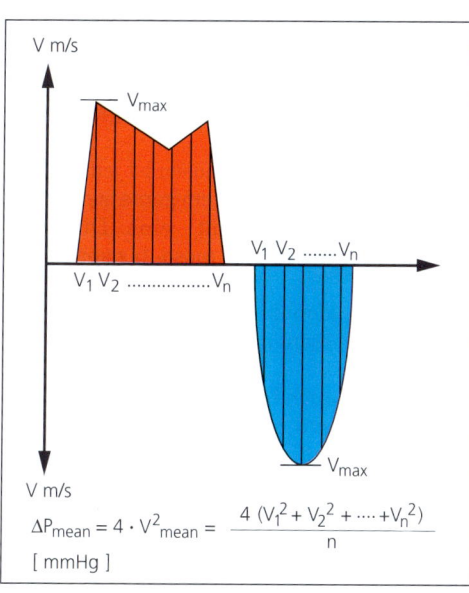

Abb. 36 Der mittlere Druckgradient zeigt als *Flußzeitintegral* das Gesamtverhalten der Blutströmung während der *ganzen Systole* (blau) oder Diastole (rot).

$$\Delta P_{mean} = 4 \cdot V^2_{mean} = \frac{4\,(V_1^2 + V_2^2 + \ldots + V_n^2)}{n}$$

[mmHg]

■ **Merke:**
1. Die Bernoulli-Gleichung kann nur bei *kurzstreckigen* Stenosen angewandt werden (2–4 mm).
2. Die Restöffnungsfläche sollte bei AS 0,75 cm^2, bei MS ~ 0,5 cm^2 nicht unterschreiten.
3. Nur bei normaler prästenotischer Strömungsgeschwindigkeit kann $\Delta P = 4 \cdot V_2^2$ benutzt werden.
4. Bei gleichzeitiger Klappeninsuffizienz oder VSD wegen des erhöhten Regurgitationsvolumens ist die Bernoulli-Gleichung unter Berücksichtigung der prästenotischen Geschwindigkeit nur bedingt einsetzbar.

Der instantane Druckgradient

Dieser beinhaltet, daß bei einem Vergleich zwischen der Dopplerechokardiographie und der Herzkatheteruntersuchung der maximale Druckgradient dem invasiven instantanen Druckgradienten entspricht.

Bei schweren Aortenklappenfehlern wie Stenosen ist jedoch zwischen dem instantanen Druckgradienten und dem gemessenen Katheterdruckgradienten (Peak-to-Peak-Gradient) eine Differenz, weil der maximale aortale Druckgradient erst meso- bis spätsystolisch erreicht wird.

Daher können z. B. zwischen dopplerechokardiographischen Druckgradienten und invasiv gemessenen Druckgradienten Differenzen auftreten.

Wie bei der Mitralstenose, so ist auch bei der Aortenklappenstenose, insbesondere in Kombination mit einer Aortenklappeninsuffizienz, der mittlere Druckgradient von besonderer Bedeutung. Infolge der Insuffizienzen entsteht durch erhöhtes Volumen eine Erhöhung der systolischen Vorwärtsgeschwindigkeit und somit ein höherer Druckgradient.

Berechnung des instantanen Druckgradienten bei Aortenstenose mit Hilfe der Bernoulli-Gleichung

ΔP $\quad = \quad 4 \cdot (V^2_{max} - V^2_{LVOT})$

V_{max} $\quad = \quad$ Geschwindigkeit in der Stenose

V^2_{LVOT} $\quad = \quad$ Geschwindigkeit im Ausflußtrakt des linken Ventrikels

wenn $V_{LVOT} = \quad 1 \, m/s \; \rightarrow$

$$\Delta P = 4 \cdot V^2_{max}$$

Berechnung des mittleren Druckgradienten

ΔP_{mean} $\quad = 4 \cdot V^2_{mean}$

V_{mean} $\quad$ (mittlere Geschwindigkeit) kann durch Planimetrie errechnet werden

ΔP_{mean} $\quad$ ist vor allem bei kombinierten Aortenvitien von Bedeutung und niedriger als bei *reinen* Stenosen

Berechnung der Aortenklappen-öffnungsfläche

Kontinuitätsgleichung

Nach der Kontinuitätsgleichung besteht eine Abhängigkeit der Geschwindigkeit V_1 und der durchflossenen Querschnittsfläche A_1 *vor* der Stenose und der Geschwindigkeit V_2 und der durchflossenen Querschnittsfläche A_2 *in* der Stenose.

Da die Geschwindigkeiten vor und in der Stenose bekannt sind und die Querschnittsfläche (A_1) vom Durchmesser abhängig ist, kann man somit auf die *Klappenöffnungsfläche* (A_2) schließen (Abb. **37** u. **38**).

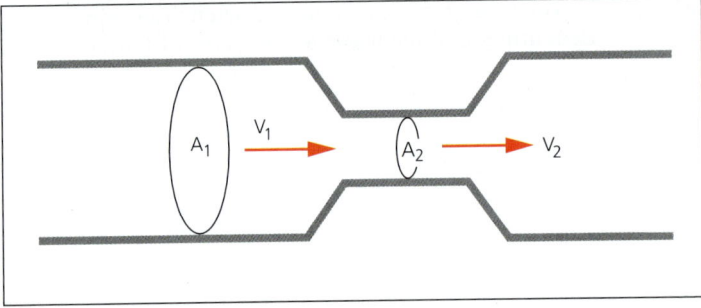

Abb. 37 Kontinuitätsgleichung $A_1 \cdot V_1 = A_2 \cdot V_2$.

$A_1 \cdot V_1 = A_2 \cdot V_2$

A_1 = Querschnittsfläche vor der Stenose, wird in der para-
sternalen Längsachse (2D) oder 5-K-B gemessen.
Errechnung von A_1 im LVOT (linksventrikulärer
Ausflußtrakt) durch Bestimmung des *Durchmessers*
ca. 1 cm vor der Aortenklappe

$$A_1 = \pi \cdot r^2, \text{ d. h. } A_1 = 3{,}14 \cdot \left(\tfrac{d}{2}\right)^2 = cm^2$$

V_1 = Geschwindigkeit vor der Stenose mit dem PW
gemessen (m/s)

A_2 = Querschnitt in der Stenose (cm²)

V_2 = Geschwindigkeit in der Stenose mit dem CW
gemessen (m/s)

$$A\ddot{O}F = A_2 = A_1 \cdot \tfrac{V_1}{V_2} \ (cm^2)$$

$$A\ddot{O}F = A_2 = cm^2$$

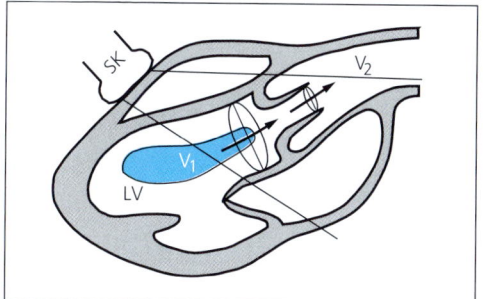

Abb. 38 Anwendung
der Kontinuitäts-
gleichung bei der
Aortenstenose.

Gorlin-Gleichung

Eine andere Bestimmung der AÖF erfolgt nach der „Gorlin"-Formel, wobei das **Schlagvolumen** bei Vorliegen einer bedeutsamen Aortenstenose über die Pulmonalarterie errechnet werden kann. Die Aussagekraft ist begrenzt, da „Distanzmessungen" an der Pulmonalarterie ungenau sind (Errechnung des Schlagvolumens siehe nächste Seite). **SV** wird bei **AS** über den Pulmonalfluß bestimmt (Abb. **39**).

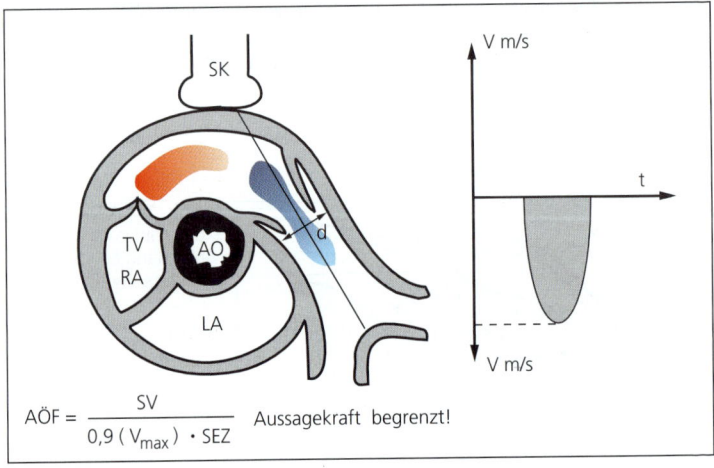

$$AÖF = \frac{SV}{0,9\,(V_{max})\cdot SEZ} \quad \text{Aussagekraft begrenzt!}$$

Abb. 39 Anwendung der Gorlin-Gleichung bei Aortenstenose.
AÖF = Aortenöffnungsfläche
SV   = Schlagvolumen
SV   = $A \cdot \int Vm$
SEZ = Systolische Ejektionszeit

Bestimmung des Herzzeitvolumens

Die während eines Herzzyklus vom linken Vorhof zum linken Ventrikel und über den linksventrikulären Ausflußtrakt durch die Aorta durchfließende *Blutmenge* (Volumen) wird durch die Bestimmung der durchflossenen Querschnittsfläche $\left(A = 3,14 \cdot \left[\frac{d}{2}\right]^2\right)$ und durch das Fluß-Zeit-Integral (FVI = m/s), d. h. der mittleren Strömungsgeschwindigkeit, errechnet (Abb. **40**).

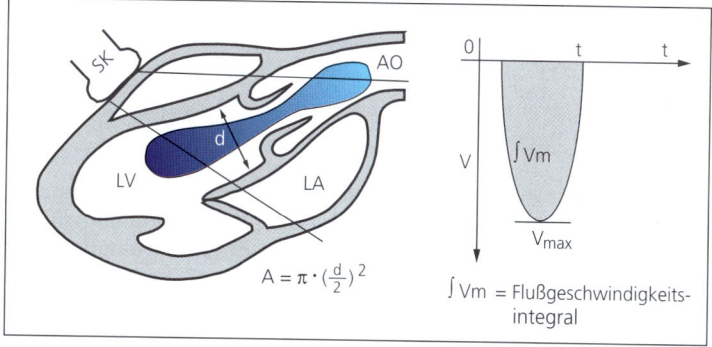

Abb. 40 Dopplerechokardiographische Bestimmung des Herzzeitvolumens, bzw. Herzminutenvolumens

$$HZV = A \cdot \int Vm \cdot Hf$$

HZV = Herzzeitvolumen l/min
A   = Querschnittsfläche der Aorta unterhalb der
      Aortenklappe $A = \pi \left(\frac{d}{2}\right)^2$ (d = Aortendurchmesser)
$\int Vm$ = Flußgeschwindigkeitsintegral
      (wird planimetrisch bestimmt)
HF = Herzfrequenz

Weitere Herzzeitvolumenbestimmungen können über den Pulmonalisfluß und auch über den Mitralfluß bestimmt werden, jedoch sind diese Parameter wegen der relativen Schwankung der Herzebene etwas ungenauer. Trotzdem haben gleichzeitige Messungen des Herzzeitvolumens mit dem Rechtsherzkatheter bzw. der Thermodilutionsmethode recht gute Korrelationen.

Ein Hauptproblem dürfte in der Bestimmung des Durchmessers sowohl im Bereich der Aortenklappe wie auch im Bereich der Pulmonalklappe, aber auch in Höhe der Mitralklappe liegen, zumal bei dieser Bestimmung die quadratische Beziehung zur Querschnittsfläche durch nur geringe Meßfehler schon bedeutend ist.

Aortenklappenstenose (AS)

Zusammen mit der konventionellen ein- und zweidimensionalen Echokardiographie, die *hauptsächlich* die Morphologie und die Kinetik der Aortenklappen zeigt, wird jetzt durch Anwendung der Dopplertechnik eine quantitative und qualitative Beurteilung der hämodynamischen Verhältnisse an der stenosierten Klappe möglich.

Zur Vermeidung von Fehlinterpretationen sollten die Anlotzonen der stenosierten Aortenklappen aus verschiedenen Positionen erfolgen (apikal, rechts-links parasternal, suprasternal), da aufgrund der großen morphologischen Strukturänderung der stenosierten Klappen der „Stenose-Jet" eine unterschiedliche Verlaufsform haben kann (exzentrisch, lateral, medial etc.) (s. a. Abb. **41** u. **42**).

Durch Anwendung der Farbkodierung kann man eine optimale Übersicht des „Stenose-Jets" erreichen. Wie bereits besprochen, werden verschiedene *hämodynamische* Parameter zur Beurteilung des Stenosegrades mittels der Dopplertechnik bestimmt.

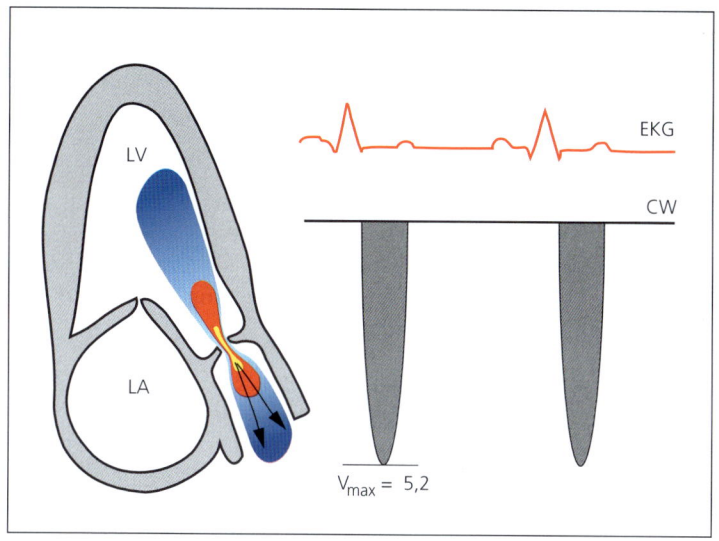

Abb. 41   DE-Nachweis einer Aortenstenose.
V_{max} = 5,2 m/s
V_{mean} = 4,1 m/s
ΔP_{max} = $4 \cdot V^2_{max}$ = 108 mmHg
ΔP_{mean} = $4 \cdot V^2_{mean}$ = 67 mmHg

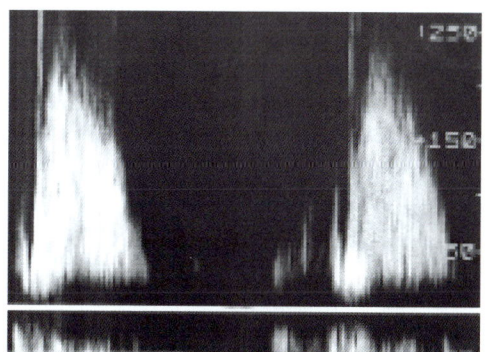
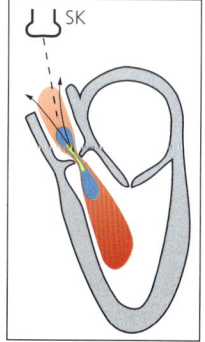

Abb. 42   CW-DW-Nachweis einer leichten Aortenstenose rechts parasternal.
Daher antegrader Blutfluß.
V_{max} = 2,5 m
ΔP_{max} = $4 \cdot (2,5)^2$ = 25 mmHg

Dopplerechokardiographische Bestimmung der Aortenklappenstenose:

1. V_{max} (m/s) mit CW-DE gemessen $= \Delta P_{max} = 4 \cdot V^2_{max}$

2. V_{mean} (m/s) mit CW-DE gemessen $= \Delta P_{mean} = 4 \cdot V^2_{mean}$

3. AÖF über Kontinuitätsgleichung $= \dfrac{A_1 \cdot V_1}{V_{max}}$

4. AÖF über Gorlin-Formel $= \dfrac{SV}{0,9 \, (V_{max} \cdot SEZ)}$

Dopplerechokardiographische Graduierung bei Aortenklappenstenose (AS)

Leichtgradige AS: $\Delta P_{mean} < 20$ mmHg, Klappenöffnungsfläche $> 1,2$ cm^2

Mittelgradige AS: $\Delta P_{mean} = 20-50$ mmHg, Klappenöffnungsfläche $0,8-1,2$ cm^2

Hochgradige AS: $\Delta P_{mean} = 50-80$ mmHg, Klappenöffnungsfläche $0,4-0,8$ cm^2

Kritische AS: $\Delta P_{mean} > 80$ mmHg, Klappenöffnungsfläche $< 0,4$ cm^2

Die Graduierung einer Aortenklappenstenose nach ΔP_{mean} kann nur unter Berücksichtigung der linksventrikulären Funktion (LVF) und Klinik (symptomatisch/asymptomatisch, NYHA Klasse) erfolgen. Die Berechnung der Klappenöffnungsfläche geschieht planimetrisch durch TTE und TEE. Die Methode ist aufgrund der Störfunktion (Artefakte durch Verkalkung des Klappenapparates) sehr anspruchsvoll und sollte daher als ein ergänzender Baustein in der Diagnostik der Aortenklappenstenose betrachtet werden.

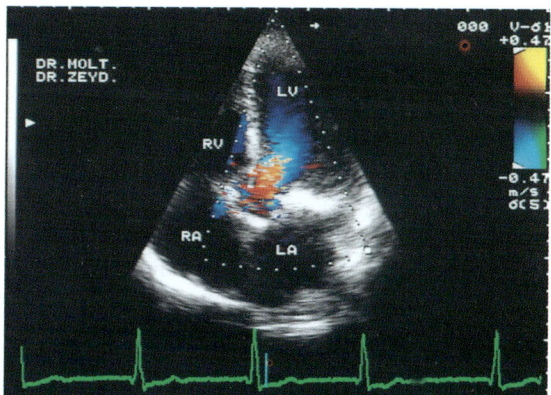

Abb. 43 Linksventrikulärer Ausstrom (im apikalen 5-Kammer-Blick): Farbdopplerechokardiographische Darstellung des normalen linksventrikulären Ausstroms (blaue Kodierung). Subaortal kommt es zur Steigerung der Geschwindigkeit und Überschreitung des Nyquist-Limits, dieses führt zu Farbaliasing des Systems.

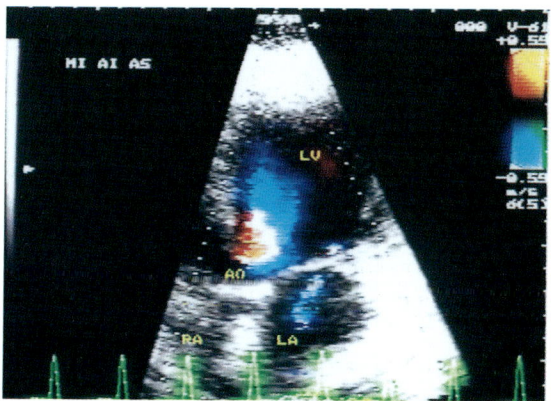

Abb. 44 Aortenstenose: FDE-Nachweis einer Aortenstenose im apikalen 5-Kammer-Blick. Strömungs-Jet- und Parajet-Turbulenzen im Bereich der stenosierten Aortenklappe führen zu Farbaliasing. Als Nebenbefund zeigt sich ein Regurgitations-Jet im Bereich der Mitralklappe bei gleichzeitig bestehender Mitralinsuffizienz.

Aortenklappeninsuffizienz (AI)

Der direkte Nachweis einer Aortenklappeninsuffizienz mit der ein- und zweidimensionalen Echokardiographie ist nicht möglich. Erst durch Einsatz der Dopplertechnik gelingt es sowohl akustisch als auch optisch, die AI darzustellen. Der Nachweis erfolgt durch die klassischen Anlotzonen für die Aorta. Wegen der oft unterschiedlich morphologisch veränderten Klappen entstehen durch Deformierung, Zerstörung oder Lecks *variable Regurgitations-Jets,* die in ihrer Ausbreitung im linksventrikulären Ausflußtrakt (LVOT) die verschiedensten Formen annehmen können (s. Abb. **46–48**).

Durch Einsatz des konventionellen PW-Dopplers gelingt es, mit dem sogenannten „Mapping" (d. h. Abtasten des Lecks) die Ausbreitungsrichtung des „Jets" abzuschätzen (Abb. **45**).

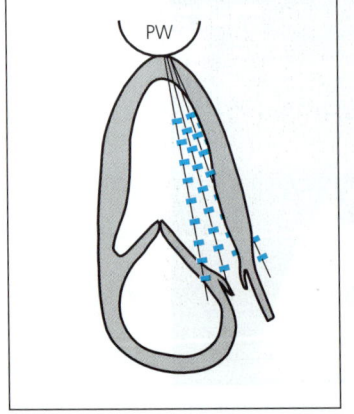

Abb. 45 „Mapping" mit dem PW-Doppler bei Aorteninsuffizienz.

Die farbkodierte DE ermöglicht somit eine schnelle Übersicht der Regurgitationsausbreitung. Mit Einsatz des Farb-M-Mode wird zusätzlich eine genaue zeitliche Auflösung des diastolischen Rückflusses gezeigt.

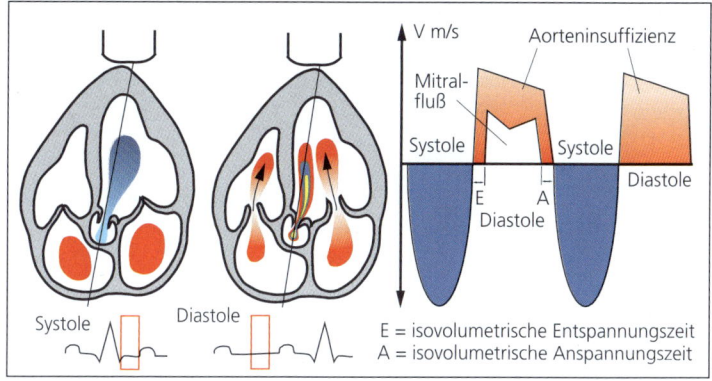

Abb. 46 Nachweis einer Aortenklappeninsuffizienz im FDE und konventionellen Doppler.

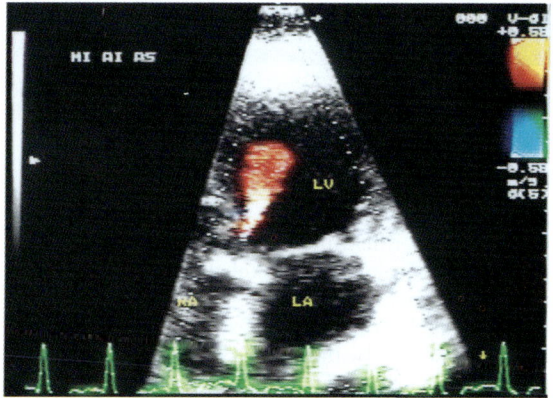

Abb. 47 Aorteninsuffizienz: Nachweis eines aortalen Refluxes im farbkodierten Dopplerechokardiogramm von der Aortenwurzel in den linksventrikulären Ausflußtrakt im apikalen 5-Kammer-Blick.

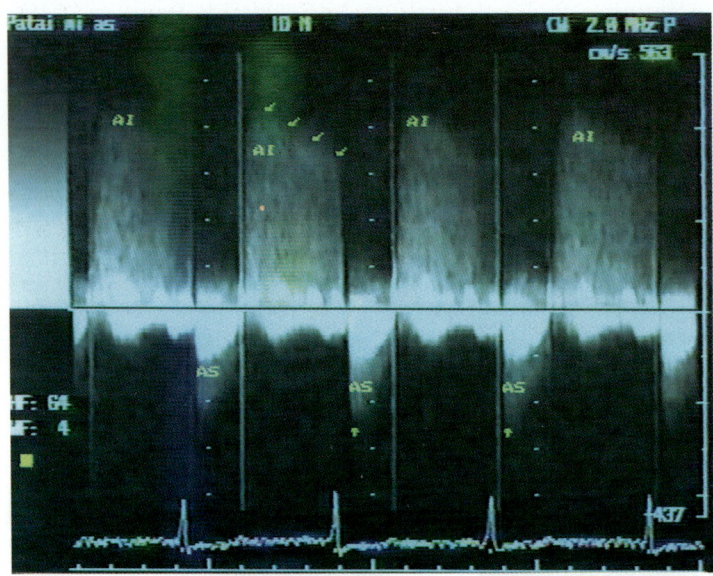

Abb. 48 Nachweis einer bedeutenden Aorteninsuffizienz mittels CW-Doppler mit deutlich erhöhten Blutflußgeschwindigkeiten (AI), Flußrichtung zum Schallkopf, daher positiv. Gleichzeitig besteht eine leichte Aortenstenose (AS).

Die Geschwindigkeit des Rückflusses hängt vom *diastolischen* Druckgradienten zwischen linkem Ventrikel und Aorta ab, wobei Form und Größe des „Klappenlecks" diese beeinflussen.

Infolge unvollständigen Klappenschlusses durch das „Leck" ist die Ventilfunktion der Klappe gestört, so daß ein ständiger Blutfluß systolisch-diastolisch vorliegt. Dadurch wird die Dynamik des Herzens stark beeinflußt, die sich auch im Herzzyklus durch die fehlende isovolumetrische Entspannung und Anspannungszeit zeigt. Das vermehrte Regurgitationsvolumen führt zu vermehrtem linksventrikulärem, enddiastolischem Volumen und somit zu erhöhter Vorwärtsgeschwindigkeit.

Häufig werden Geschwindigkeiten zwischen 3 und 5 m/s gemessen, wobei infolge starker Turbulenzen breite Frequenzspektren zu verzeichnen sind. Die hohen Geschwindigkeiten müssen daher mit dem CW-Doppler gemessen werden.

■ **Dopplerechokardiographische Möglichkeiten der Quantifizierung der Aorteninsuffizienz:**
1. Bestimmung der AI mit dem Farbdoppler durch Berechnung der Länge, Breite des „Jets"=*Jetfläche* in Bezug auf den Durchmesser des LVOT.
2. Bestimmung der AI durch Einsatz von PW-Doppler = sog. „Mapping" in verschiedenen Schnittebenen.
3. Messung der Maximalgeschwindigkeit mit Darstellung des Strömungsprofils mit dem CW-Doppler (intensives Signal).
4. Flächenbestimmung.
5. Nach Vena Contracta s. u.

Zusätzliche semiquantitative Aussagen ergeben sich durch die Druckhalbierungszeit („PHT") an der Aortenklappe.

Mit zunehmendem Schweregrad kommt es infolge raschen Druckabfalles zur Verkürzung der PHT, d. h. in einer kürzeren Zeitspanne fällt der maximale Druckgradient auf die Hälfte seines ursprünglichen Wertes.

Hierbei ergeben sich gute Korrelationen zum **Schweregrad der Aorteninsuffizienz.**

AI Grad I:	PHT: $0{,}65 \pm 0{,}14$	Dezeleration $< 2\,\text{m/s}^2$
AI Grad II:	PHT: $0{,}45 \pm 0{,}90$	Dezeleration $< 2\,\text{m/s}^2$
AI Grad III:	PHT: $0{,}28 \pm 0{,}07$	Dezeleration $> 2\,\text{m/s}^2$
AI Grad IV:	PHT: $0{,}08 \pm 0{,}33$	Dezeleration $> 2\,\text{m/s}^2$

(nach *Kruck* u. *Biomino*)

Graduierung der AI nach Vena Contracta (VC)
(gilt bei tricuspider Klappe mit punktförmiger Öffnung)

AI Grad I:	VC $< 4\,\text{mm}$
AI Grad II:	VC $= 4 - 6\,\text{mm}$
AI Grad III:	VC $= 6 - 8\,\text{mm}$
AI Grad IV:	VC $> 8\,\text{mm}$

Graduierung der AI nach Farbwolke (FDE)

AI Grad I:	Regurgitation klappennah
AI Grad II:	Regurgitation max. 1. klappennahes Drittel des LV
AI Grad II:	Regurgitation erreicht das mittlere Drittel des LV
AI Grad IV:	Regurgitation erreicht die LV-Spitze

Merke: Der Nachweis eines diastolischen Rückstromes im Bereich der A. subclavia und Aorta desc. weist immer auf eine bedeutsame AI hin.

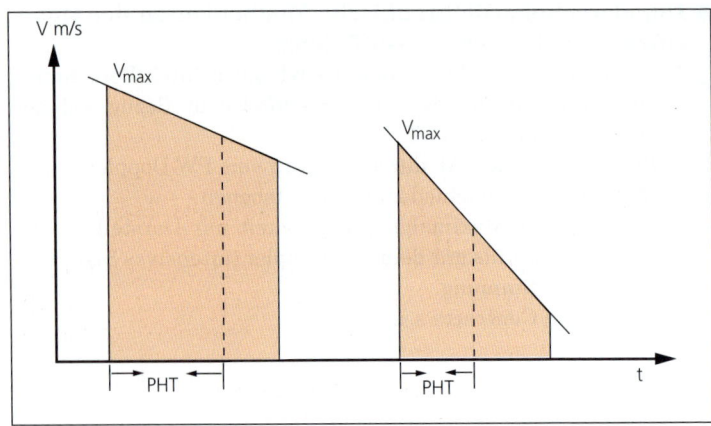

Abb. 49   PHT links bei leichter AI, rechts bei schwerer AI, mit CW-Doppler gemessen.

Als weitere Möglichkeit der Semiquantifizierung der Aorteninsuffizienz ist die Berechnung der *Regurgitationsfraktion* mit dem CW- und PW-Doppler. Hierbei werden die Schlagvolumina über der Aorta und der Pulmonalarterie bestimmt (Schlagvolumina s. S. 44).

$$\text{Regurgitationsfraktion} = \frac{\text{ASV} - \text{PSV}}{\text{ASV}}$$

ASV: Aortenschlagvolumen

PSV: Pulmonalschlagvolumen

Die Bestimmungsmethode und Erfassung der Größe und Form der „Vena contracta" nach *W. Fehske* ermöglicht ebenfalls eine semiquantitative Abschätzung der Schweregrade der Aortenklappeninsuffizienz (s. d.).

Mitralstenose (MS)

Sowohl in der ein- und zweidimensionalen Echokardiographie ist die Mitralstenose sicher nachzuweisen.

Die Dopplerechokardiographie ergänzt in idealer Weise die weitere und intensive Untersuchung dieses Vitiums, da sie sowohl optisch als auch akustisch in eindrucksvoller Weise die Mitralstenose darstellt (Abb. **50**).

Infolge des erhöhten Druckgefälles entstehen hohe Geschwindigkeiten, die bei erhaltenem Sinusrhythmus mit dem CW-Doppler als typische M-Form mit breitem Frequenzspektrum auftreten und in der Farbkodierung infolge der hohen Geschwindigkeit ein Aliasing auslösen. So wird auch durch die Morphologie der veränderten Mitralklappe in der FDE ein vielfältiges Farbmuster auftreten (Vena contracta, pfauenaugenartiges Flußprofil durch Mehrfachaliasing).

Quantifizierung und Schweregradbestimmung der Mitralstenose

1. Bestimmung des maximalen Druckgradienten (ΔP_{max})
   $\Delta P_{max} = 4 \cdot V^2_{max}$ (frequenzabhängig, daher wenig hilfreich)
2. Bestimmung des maximalen mittleren Druckgradienten (ΔP_{mean})
   $\Delta P_{mean} = 4 \cdot V^2_{mean}$ ($\Delta P_{mean} > 8$ mm Hg ist immer pathologisch)

V_{mean} kann entweder durch Messungen von Einzelgeschwindigkeiten zu unterschiedlichen Zeitpunkten der diastolischen Füllungsphase oder planimetrisch aus dem Verhältnis zwischen der im Flußprofil eingeschlossenen Fläche und dem zeitlichen Abstand bestimmt werden.

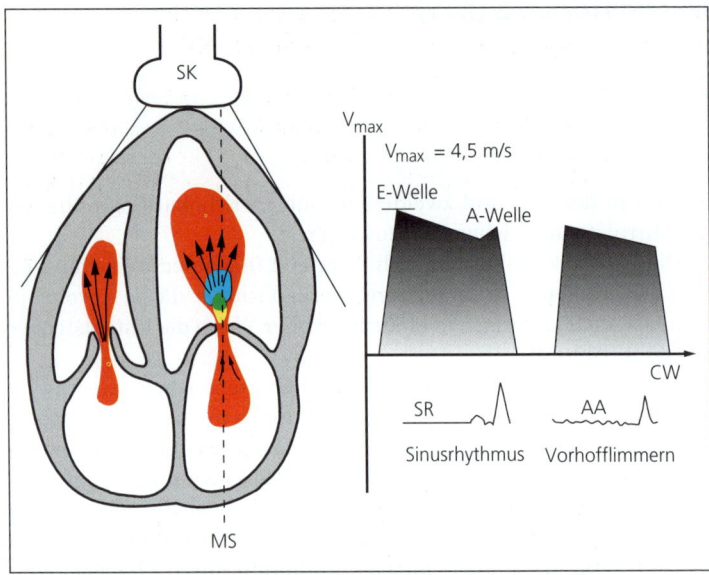

Abb. 50 Farb- und CW-dopplerechokardiographischer Nachweis einer Mitralstenose bei Sinusrhythmus und VH-Flimmern.

Beispiel: V_{max} = 4,5 m/s
ΔP_{max} = $4 \cdot (4,5)^2$ = 81 mmHg
V_{mean} = 3,21 (wird planimetrisch bestimmt).

Merke:

1. Zur Berechnung des Druckgradienten wird bei Sinusrhythmus der Mittelwert von 3 Einzelmessungen und bei Vorhofflimmern der Mittelwert von ca. 7–10 Einzelmessungen verwendet.

2. Eine Tachykardie führt zur Blutflußbeschleunigung und somit zu einer Erhöhung von V_{max} bzw. V_{mean}.

Berechnung der Mitralöffnungsfläche aus der Druckhalbierungszeit (PHT mit CW-Doppler)

Mit der Bestimmung der Mitralklappenöffnungsfläche (mit CW-Doppler) ergibt sich eine weitere Möglichkeit, den Schweregrad einer Mitralstenose festzulegen. Dies gelingt über die Berechnung der Druckhalbierungszeit = Pressure-Half-Time = PHT (Abb. **51**).

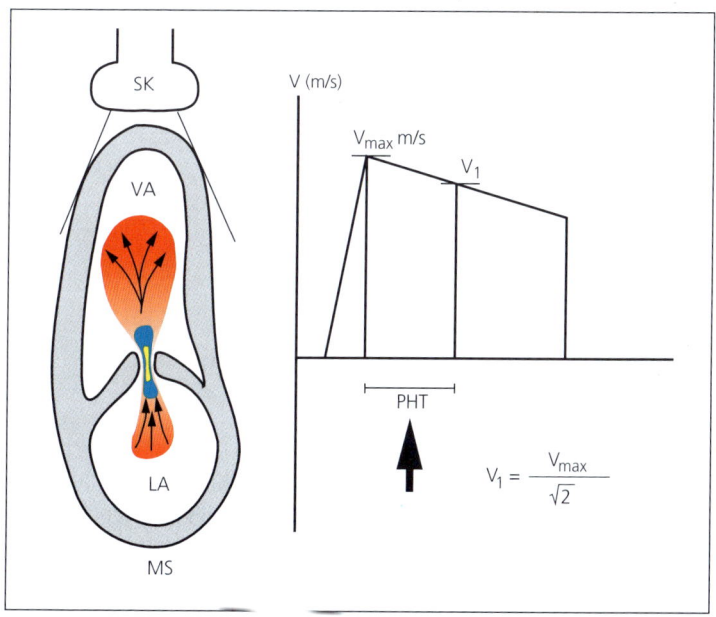

Abb. 51 Mitralöffnungsfläche und PHT.

Bei der Pressure-Half-Time handelt es sich um die Zeit, in der der Spitzengradient (ΔP_{max})während der Diastole auf die Hälfte des Ausgangswertes abfällt.

$$\Delta P_{max} = 4 \cdot V^2_{max} \qquad\qquad 4 \cdot V_1{}^2 = \frac{4 \cdot V^2{}_{max}}{2}$$

$$\frac{\Delta P_{max}}{2} = 4 \cdot V_1{}^2 \qquad\qquad V_1 = \frac{V_{max}}{\sqrt{2}}$$

$$\text{MÖF} = \frac{220}{\text{PHT}} \quad \rightarrow \quad
\begin{array}{l}
\text{PHT} \quad 400\text{m/s} \rightarrow \text{MÖF} = 0{,}55 \text{ cm}^2 \\
\text{PHT} \quad 220\text{m/s} \rightarrow \text{MÖF} = 1 \text{ cm}^2 \\
\text{PHT} \quad 100\text{m/s} \rightarrow \text{MÖF} = 2{,}2 \text{ cm}^2 \\
\text{PHT} \quad 60\text{m/s} \rightarrow \text{MÖF} = 3{,}6 \text{ cm}^2
\end{array}$$

Die Zahl 220 ist ein empirischer Wert und entspricht der Druckgradient-Halbwertszeit (PHT) in ms für die MÖF von 1 cm^2.

Graduierung bei Mitralstenose

Grad I   *subklinische Mitralstenose,* NYHA I
Klappenöffnungsfläche > 2,5 cm^2

Grad II   *leichtgradige Mitralstenose,* NYHA II
Klappenöffnungsfläche 1,5 – 2,5 cm^2
ΔP_{mean} um ca. 5 mmHg

Grad III   *mittelgradige Mitralstenose,* NYHA III
Klappenöffnungsfläche 1,5 – 1 cm^2
ΔP_{mean} um ca. 10 mmHg
– OP-Indikation –!

Grad IV   *hochgradige Mitralstenose,* NYHA III – IV
Klappenöffnungsfläche < 1 cm^2
– OP-Indikation –!

Auch die ein- und zweidimensionale Echokardiographie läßt durch Planimetrie der Mitralklappenöffnungsfläche bzw. EF-Slope im M-Mode eine weitere Differenzierung des Schweregrades zu (s. a. Abb. **52 – 55**).

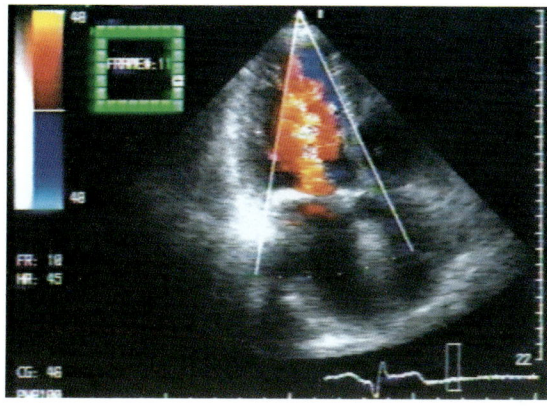

Abb. 52 FDE-Nachweis einer Mitralstenose (man erkennt das
für Mitralstenosen typische Bild der „Kerzenflamme".
Darstellung: apikaler 2-Kammer-Blick.

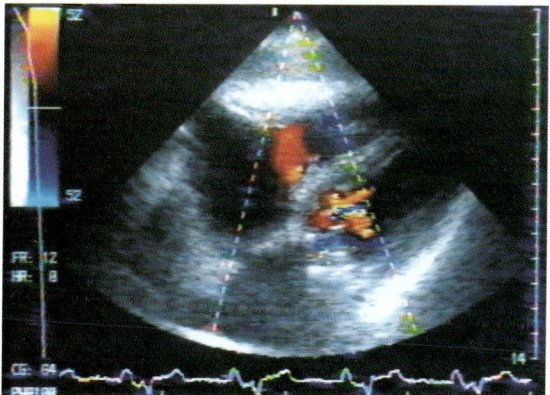

Abb. 53 Farbaliasing bei Mitralstenose im Bereich der Mitralklappe im subkostalen 4-Kammer-Blick während der Diastole.

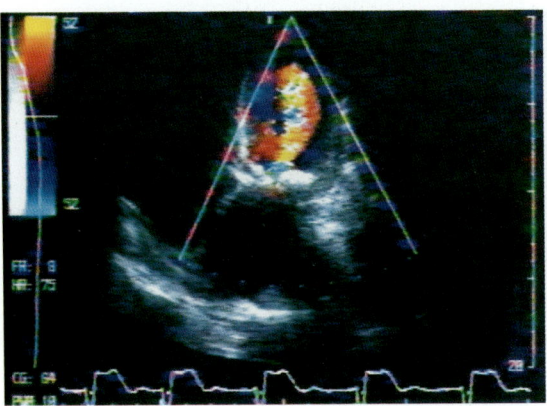

Abb. 54 Mitralstenose im 2D-Bild und 4-Kammer-Blick mit Darstellung der verengten Mitralklappenöffnung.

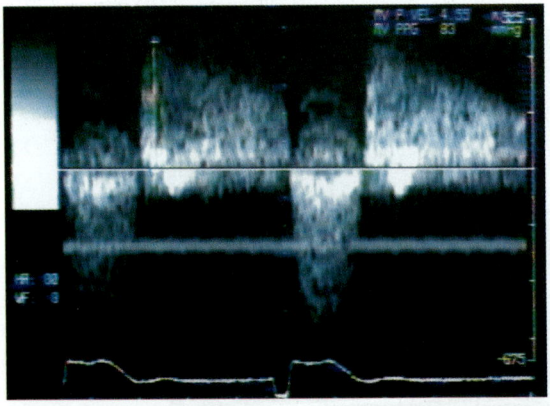

Abb. 55 Typisches CW-Doppler-Bild einer Mitralstenose und einer Mitralinsuffizienz.

Mitralklappeninsuffizienz (MI)

Neben den bekannten Methoden der 2D- wie auch der 1D-Echokardiographie ist die Mitralinsuffizienz nunmehr mit der farbkodierten Dopplerechokardiographie sicherer darstellbar und vom Schweregrad besser einschätzbar. Die in den linken Vorhof zurückgedrückte Volumenmenge wird über die farbkodierte Dopplerechokardiographie recht gut erfaßt, so daß man aus *der Breite, der Länge* und *der Fläche* im Verhältnis zum linken Vorhof etwa das Ausmaß der Regurgitation abschätzen kann (siehe Mappingzeichnung, Abb. 56).

Hierbei muß allerdings betont werden, daß die Menge des Regurgitations-Jets vom Druckverhältnis und vom Volumenverhältnis sowie auch von der Größe des insuffizienten Ventrikels abhängig ist.

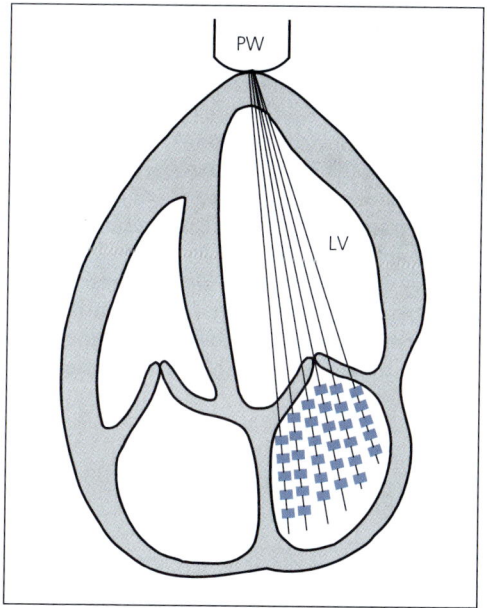

Abb. 56 „Mapping" des linken Vorhofs bei Mitralinsuffizienz.

Häufig ergeben sich jedoch variable Regurgitationsvolumina an der Mitralklappe, die teilweise in Form des sogenannten „Teppichs" oder zur Seite „düsenartig" abgedrängt werden und somit eine Beurteilung erschweren.

Durch das Mapping (Abtasten des Regurgitations-Jets) im linken Vorhof mittels des PW-Dopplers gelingt es jedoch recht gut, den Insuffizienz-Jet zu erfassen, so daß eine Semiquantifizierung möglich ist.

Mit zunehmender Dilatation des linken Ventrikels und des linken Vorhofes wird jedoch infolge des erweiterten Abstandes vom Transducer bis zum Dach des linken Vorhofes das *Intensitätssignal* des Regurgitations-Jets schwächer.

Dopplerechokardiographische semiquantitative Bewertungen der Mitralinsuffizienz

1. Mittels PW-Doppler-„Mapping" des linken Vorhofes und Bestimmung der Jetrichtung bzw. der Ausdehnung des Jets in den verschiedenen Schnittebenen.

2. Bestimmung der Entfernung von der Klappenebene bis zu dem Punkt, wo das Dopplersignal (PW mit Sample Volume) nicht nachweisbar ist. Eventuell planimetrische Bestimmung der Fläche des Regurgitations-Jets und mittels CW-Doppler Abschätzung der intensiven Schwarzfärbung des Dopplersignals als Zeichen der vermehrten Flußmenge.

3. Aufgrund des im linken Vorhof aufgenommenen Volumens entsteht häufig eine erhöhte diastolische Vorwärtsgeschwindigkeit.

4. Wegen der gestörten Klappenfunktion ist die isovolumetrische Anspannungs- und Entspannungszeit nicht vorhanden (Diastole-Systole sich „überlappend").

Beim Schwarz-Weiß-Doppler zeigt sich ein intensiveres Signal durch die vergrößerten Regurgitationsvolumina, wobei dann während der Diastole infolge vermehrt aufgenommenen Volumens im linken Vorhof das Signal der diastolischen Entleerungsgeschwindigkeit zunimmt (s. Abb. **57**, **58**, s. a. **62**, **63**).

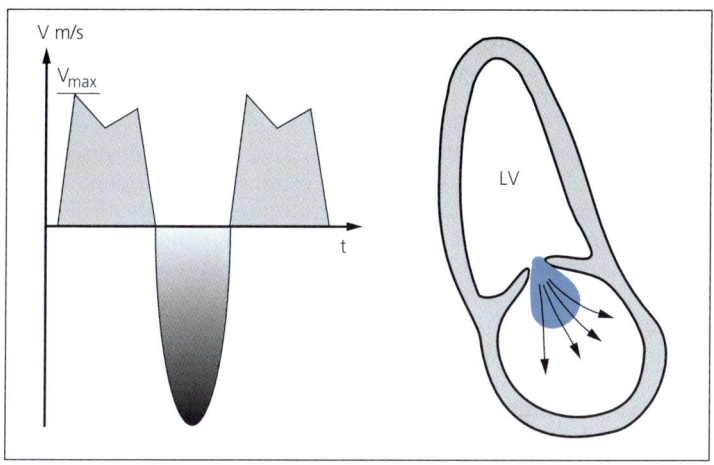

Abb. 57 Leichte Mitralinsuffizienz.

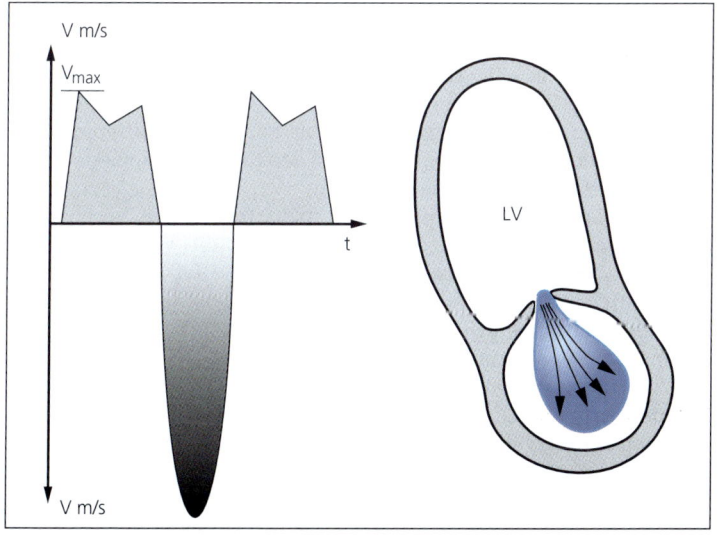

Abb. 58 Schwere Mitralinsuffizienz.

Quantifizierung von Regurgitationen nach dem „PISA"-Prinzip bei Mitralklappeninsuffizienz (nach *Authenrieth* et al.)

Es zeigt sich eine Korrelation zwischen der Größe des Jets und dem Rückflußvolumen. Bei einem pulsativen Fluß ist die gegenseitige Beeinflussung von Druck und Volumen der aufnehmenden Kammer eine wesentliche Determinante für die Größe des Regurgitations-Jets. Durch die Änderung des Drucks und des Volumens in der aufnehmenden Kammer, bei einer konstanten Compliance des Systems, werden Veränderungen in der Jet-Fläche verursacht, die unabhängig vom treibenden Druck und den dadurch verschobenen Volumina sind.

In der Praxis bedeutet dies, daß ein bestimmtes Rückflußvolumen an der Mitralklappe, je nach Größe des linken Vorhofs, unterschiedliche Bewertung erfahren kann. Bei einem kleinen Vorhof ist natürlich wegen der guten Dehnbarkeit eine solche definierte Regurgitation **relativ groß.** Im späteren Verlauf ist diese Regurgitation infolge der starken Dilatation des linken Vorhofs und der Compliance-Störung **relativ klein.**

Die korrekte Quantifizierung einer Regurgitation durch die *Planimetrie* ist abhängig von der Form der Regurgitationsfahne. Bei einem symmetrischen, keulenförmigen Jet parallel zur Schallrichtung kann die Quantifizierung relativ problemlos erfolgen. Die Volumenberechnung der Regurgitation in Form eines „Teppichs" ist jedoch abhängig von Lage und Verlauf des Regurgitations-Jets und kann zu falschen Ergebnissen führen.

Wenn sich der Insuffizienzstrahl nicht frei in den Vorhof ausbreiten kann, sondern gegen Herzwände, ist die Volumenberechnung des Regurgitations-Jets aufgrund der Jet-Ablenkung erschwert.

Wegen der Schwierigkeiten bei der Einschätzung des Regurgitationsvolumens distal der undichten Klappe durch die Störfaktoren (Form und Verlauf der Refluxfahne, Jet-Ablenkung durch die Wände etc.) versucht man den Regurgitationsstrom nach seinem Volumen zu analysieren, noch *bevor* er in die eigentliche Lücke der undichten Klappe eintritt.

Es wurde festgestellt, daß eine *Flußkonvergenz* eintritt, *bevor* das Blut das eigentliche Ostium der Regurgitation in einer undichten Klappe erreicht hat, z.B.: in einer Aortenwurzel bei Aorteninsuffizienz oder auf der ventrikulären Seite der Mitralklappe bei einer Mitralinsuffizienz (Abb. **59**).

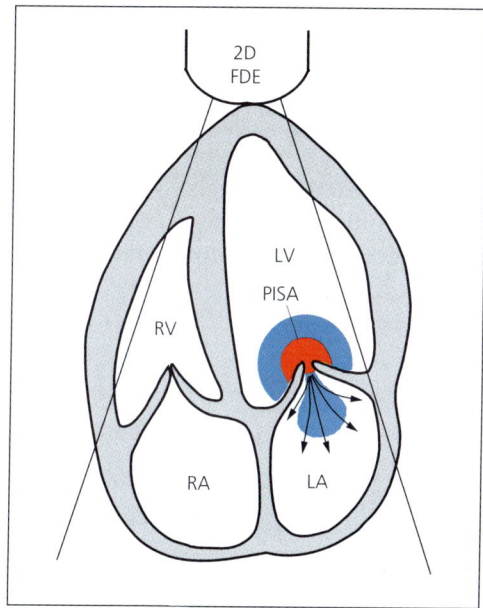

Abb. 59 „PISA"
PISA = $2\pi \cdot r^2$
Regurgitations-
flußrate = PISA $\cdot V_r$ =
$2\pi \cdot r^2 \cdot V_r$
V_r = Schwellengeschwin-
digkeit (V am PISA).

Dieses Phänomen sieht man beim Abfluß aus einer Badewanne. Die Strömungsgeschwindigkeit des *konvergierenden* Flusses beobachtet man schon *vor* Eintritt in das Abflußrohr. Bei der **FDE** würde man die Geschwindigkeitserhöhung z. B. im Bereich einer undichten Klappe quantifizieren können. Hierbei sollte das Gerät so eingestellt werden, daß im Bereich der Flußbeschleunigung eine Grenzfläche des Farbumschlags durch Überschreitung des Nyquist-Limits entsteht. Es formt sich im **3D**-Raum eine fast symmetrische Schale, die als Halbkugel oder als Halbellipsoid angenommen wird. Der Farbumschlag entspricht der Oberfläche dieser Schale. An allen Punkten dieser Oberfläche bewegen sich die Blutkörperchen mit gleicher Geschwindigkeit (s. Abb. **59**).

Die Flußmenge läßt sich aus der Kenntnis dieser Geschwindigkeit (cm/s) und der Fläche (cm²) bestimmen:

(cm/s $\cdot$ cm²)	= cm³/s)
PISA	= $2\pi \cdot r^2$
Regurgitationsflußrate	= PISA $\cdot V_r = 2\pi \cdot r^2 \cdot V_r$
V_r	= Schwellengeschwindigkeit (V am PISA)

Die untersuchte Fläche proximal des entsprechenden Ostiums wird als **„PISA" (Proximal Isovelocity Surface Area)** bezeichnet.

In der Praxis zeigt sich eine gute Korrelation zwischen den Ergebnissen der Dopplerechokardiographie nach dem **PISA-Prinzip** und der **Angiographie**.

Durch Anwendung der **Farb-M-Mode**-Dopplerechokardiographie ist eine genaue zeitliche Auflösung der Regurgitation erfaßbar, so daß die Gesamtmenge des Refluxes genauer berechnet werden kann (Abb. **60**).

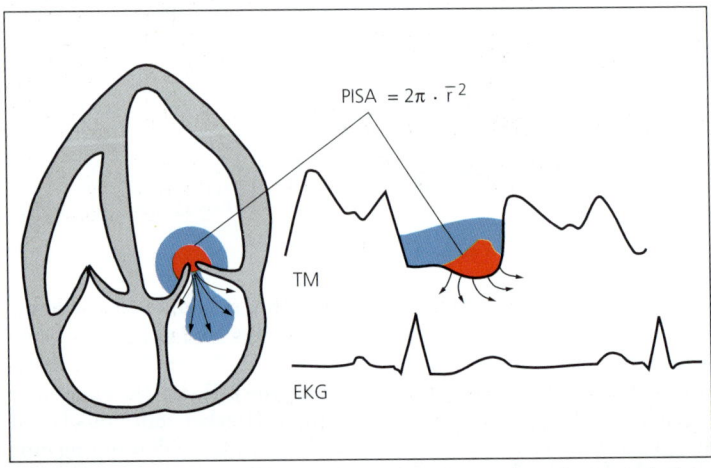

Abb. 60 Bestimmung des „PISA" mit FDE und Farb-M-Mode. Erst durch die Farb-M-Mode erkennt man eine spät-systolische Zunahme des Regurgitationsvolumens.

Einteilung der Mitralklappeninsuffizienz nach „PISA"-Methode. r = Radius der beginnenden Konvergenz (im M-Mode).

r: < 5 mm: MI I–II
r: 5–8 mm: MI III
r: > 8 mm: MI IV

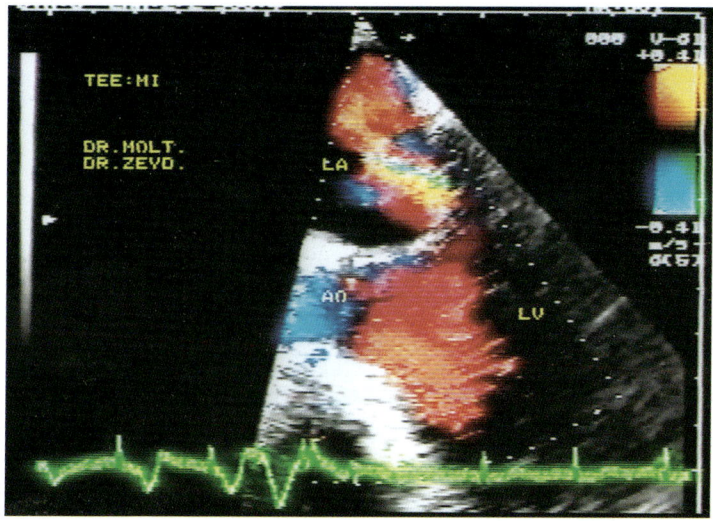

Abb. 61 Mitralinsuffizienz in der TEE: Nachweis einer klinisch bedeutsamen MI mittels der transösophagealen Farbdoppler-Echokardiographie. Der Regurgitations-Jet hier *rotkodiert* mit Aliasing dargestellt (Rückfluß Richtung Schallkopf!).

Eine noch bessere Möglichkeit der Bestimmung der MI liefert die transösophageale Echokardiographie (s. Abb. **61**).

Graduierung der Mitralklappeninsuffizienz nach Vena contracta (VC) in ap. 3 KB

MI I: VC < 4 mm
MI II: VC = 4 – 6 mm
MI III: VC = 6 – 8 mm
MI IV: VC > 8 mm

Graduierung der Mitralklappeninsuffizienz nach Farbwolke (FDE) im LA

MI I: Regurgitation klappennah
MI II: Regurgitation max. bis ins erste Drittel
MI III: Regurgitation max. bis ins mittlere Drittel
MI IV: Regurgitation bis zum „Vorhofdach" und retrograder systolischer Fluß in Pulmonalvenen

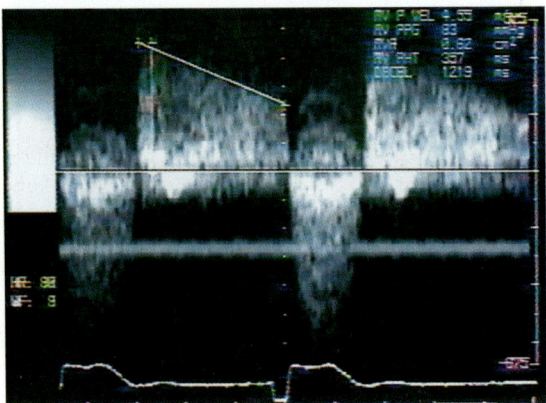

Abb. 62 CW-Dopplerechokardiographie der Mitralklappe in apikaler Anlotung mit Darstellung des diastolischen Einstroms (Richtung Schallkopf) und der systolischen Regurgitation (vom Schallkopf weg). Berechnung der Mitralöffnungsfläche über dem PHT, in diesem Fall 0,62 cm². Der Reflux einer Mitralinsuffizienz beginnt bereits unmittelbar nach Schluß der Mitralis, vor Öffnung der Aortenklappe, und reicht über den Aortenklappen-schluß bis in die isovolumetrische Relaxationsphase.

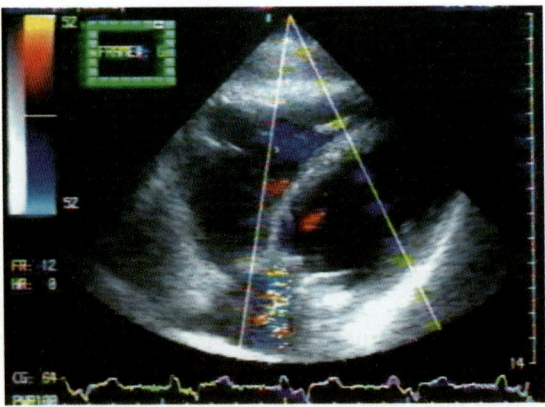

Abb. 63 Insuffizienz einer Mitralprothese: Nachweis eines ausgedehnten systolischen Regurgitations-Jets in Richtung des linken Vorhofs im subkostalen 4-Kammer-Blick.

Mitralklappenprolaps

Der Mitralklappenprolaps (**früh-, meso-, spät- oder holosystolisch**) kann sowohl in der 1- wie auch in der 2D-Echokardiographie gut dargestellt werden (systolische Rückwärtsbewegung).

Die farbkodierte Dopplerechokardiographie zeigt dagegen einen Mitralklappenprolaps häufig frühsystolisch, weil turbulente Fluß-profile mitunter in exzentrischer Form vorliegen und somit einen lateralen und auch zentralen „Jet" auslösen.

Die physiologische Mitralinsuffizienz und Aortenklappeninsuffizienz

Die physiologische Mitralinsuffizienz gibt es bei etwa 20–25 % der gesunden Probanden, die sich in Form eines früh- bis mesosysto-lischen Regurgitations-Jets mit allerdings nur geringer Geschwin-digkeit und nur geringer Lautstärke (Intensität) darstellt.

Wie bei der Mitralklappeninsuffizienz finden sich auch bei der physiologischen Aortenklappeninsuffizienz proto- bis mesodiastoli-sche Regurgitationen mit Geschwindigkeiten von 1,50–2,50 m/s. Diese sind jedoch ebenfalls nur in der Nähe der Klappenebene nachweisbar.

Trikuspidalstenose (TS) – Trikuspidalinsuffizienz (TI)

Der diastole Blutfluß im Bereich der Trikuspidalklappe ist sowohl in der parasternal kurzen Achse, im 4-K-B, bei guten Bedingungen subxiphoidal bzw. rechts parasternal mit dem CW-, PW- und Farbdoppler darstellbar.

Die normalen Blutflußgeschwindigkeiten im rechten Herzen liegen ca. 40% unter denen des linken Herzens und können daher häufig mit dem PW-Doppler – auch wegen der Nähe zum Schallkopf – recht gut gemessen werden. Auch das Flußprofil des Farbdopplers (FD) an der Trikuspidalklappe hat aufgrund der niedrigen Eindringtiefe höhere Farbintensitäten (parasternal kurze Achse). Der konventionelle Doppler (CW-PW-schwarz-weiß) zeigt das gleiche diastolische Flußprofil wie an der Mitralklappe (E-Welle, A-Welle). Daher wird auch die seltene *Trikuspidalstenose* (TS) – häufig kombiniert mit einer Mitralstenose – einen ähnlichen Strömungsablauf im CW, PW und Farbdoppler aufzeigen, jedoch sind hier die Flußgeschwindigkeiten aufgrund des Niederdrucksystems niedriger und wechseln bei In- und Exspiration.

Trikuspidalinsuffizienz (TI)

Sowohl die angeborene organische wie die physiologische TI haben bei normalem rechtsventrikulärem Druck Geschwindigkeiten bis zu 2 m/s.

Die physiologische TI zeigt in der Nähe der Trikuspidalklappe einen kleinen frühsystolischen Regurgitations-Jet mit nur geringer *atemabhängiger* Geschwindigkeit, somit ein geringes Intensitätssignal im Vergleich zum diastolischen Vorwärtsstrom.

Die hämodynamisch wirksame TI (chronische Rechtsherzbelastung, pulmonale Hypertonie usw.) zeigt höhere Geschwindigkeiten (ca. 5 m/s) mit intensiveren Signalen („Schwärzungen"), die häufig in der Nähe des intraatrialen Septums liegen und bis zum rechten Vorhofdach sich ausbreiten können (Mapping des rechten Vorhofs).

Die ausgeprägte TI dauert über die ganze Systole an, sie kann in der Vena cava inferior und den Lebervenen als systolisch besonders intensive Schwärzung im Vergleich zur Diastole mit entsprechenden hohen Geschwindigkeiten beobachtet werden (z. B. Echokontrastuntersuchung des rechten Herzens).

Durch „Mapping" des rechten Vorhofs (PW-Doppler) und Bestimmung der systolischen Rückflußgeschwindigkeiten sowie Flächenberechnung des „Jets" wird eine Semiquantifizierung der TI versucht (Abb. **64**, **65**).

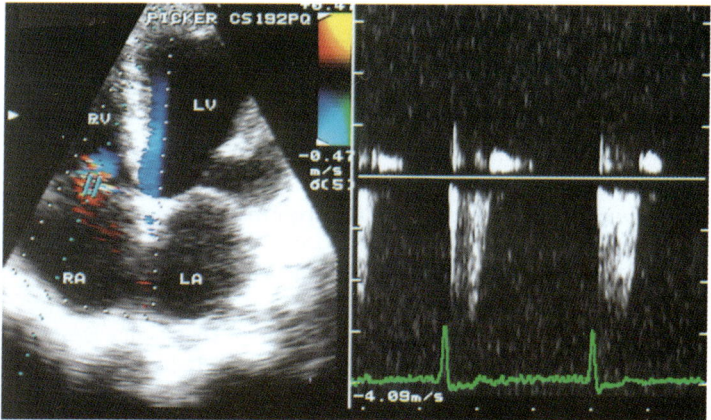

Abb. 64 Trikuspidalinsuffizienz: Nachweis einer Trikuspidalinsuffizienz mittels farbkodierter Dopplerechokardiographie im apikalen 4-Kammer-Blick. Es zeigt sich ein breiter, mosaikartiger Regurgitations-Jet im Bereich der Trikuspidalklappe.

Rechts: Simultane CW-Aufzeichnung der Trikuspidalinsuffizienz: höhere Geschwindigkeiten in Richtung des rechten Vorhofs (unterhalb der Nullinie).

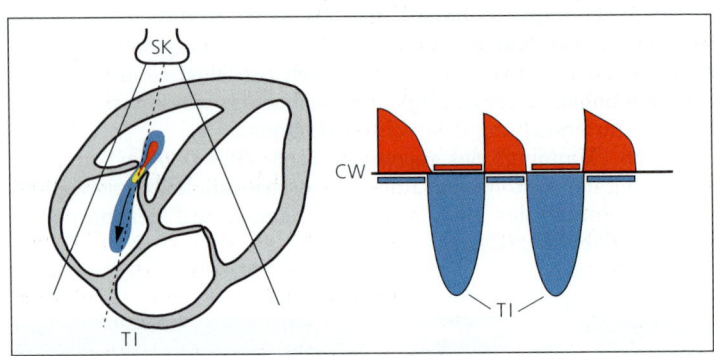

Abb. 65   CW- und FDE-Nachweis einer Trikuspidalsuffizienz mit gleichzeitig bestehender leichter Trikuspidalstenose (CW-Doppler) mit deutlicher Dilatation des rechten Vorhofs.

Graduierung der Trikuspidal-Klappeninsuffizienz (TI)

TI Grad I: Regurgitation klappennah, Vena contracta < 3 mm, Fluß in Lebervenen ungestört

TI Grad II: Regurgitation max. bis ins erste Drittel des RA, Vena constructa 3–6 mm, Fluß in Lebervenen ungestört

TI Grad III: Regurgitation max. bis ins mittlere Drittel des RA, Vena constructa 6–10 mm, systolisch kein wesentlicher Fluß in Lebervenen

TI Grad IV: Regurgitation bis „Vorhofdach", Vena constructa > 10 mm, systolisch retrograder Fluß in Lebervenen

Beurteilbarkeit der Schweregrade der Trikuspidalinsuffizienz

1. „Mapping" des rechten Vorhofes mit PW, danach CW.
2. Bestimmung von V_{max}, V_{mean}.
3. Bestimmung der Jet-Größe (Breite, Tiefe, Fläche).
4. Bestimmung der Jet-Größe im Vergleich zur Größe des rechten Vorhofes.
5. Abschätzung der Intensität des systolischen Regurgitationssignales im Vergleich zum diastolischen Vorwärtssignal (je intensiver der systolische Rückwärtsfluß, desto ausgeprägter die TI).
6. Infolge vermehrten Vorhofvolumens anfangs Erhöhung der diastolischen Vorwärtsgeschwindigkeit – später jedoch Abnahme.
7. Abschätzung des systolischen Flußprofiles in der Vena cava inferior.
8. Berücksichtigung atemabhängiger Geschwindigkeiten vom Niederdrucksystem.
9. M-Mode zeigt zeitlichen Ablauf des Insuffizienz-Jets.
10. Niedrige Geschwindigkeiten haben breiten mesosystolischen Gipfel, hohe Geschwindigkeiten haben frühsystolischen Gipfel.
11. Eventuell Bestimmung der „PISA" (s. d.) und der Vena contracta (s. o.).
12. Transösophageale Echokardiographie (TEE), mit noch besserer Darstellung der Morphologie, somit der TI.
13. Echokontrastsonographie.

Berechnung des systolischen rechtsventrikulären Druckes bei Vorliegen einer Trikuspidalklappeninsuffizienz

Die systolische Rückflußgeschwindigkeit ist abhängig vom Druck des rechten Vorhofes, der rechten Kammer und vom Pulmonalarteriendruck. Besteht zwischen rechtem Vorhof und rechter Kammer eine Druckdifferenz, so ist diese bei *Vorliegen einer TI* der Druckdifferenz zwischen Pulmonalarterie und rechtem Vorhof gleich. Bei Anwendung der Bernoulli-Gleichung: $\Delta P = 4 \cdot V^2_{max}$ ergibt sich der rechtsventrikuläre systolische Druck.

P_{RV} $= (4 \cdot V^2_{max}) + P_{RA}$

P_{RA} $=$ wird über den Füllungszustand der Halsvenen bestimmt (0 – 5 mmHg) und entspricht etwa dem ZVD.

Pulmonalinsuffizienz (PI) – Pulmonalstenose (PS)

Die Diagnose der Pulmonalinsuffizienz und der Pulmonalstenose ist mit der konventionellen ein- und zweidimensionalen Echokardiographie unzuverlässig. Erst mit der Anwendung der Dopplerechokardiographie, insbesondere der Farbkodierung, gelingt es leichter, Pulmonalvitien nachzuweisen.

Physiologische Insuffizienzen finden sich bei Kindern häufig durch frühdiastolische kleine klappennahe homogene Farbkeulen.

Pathologische Insuffizienzen zeigen höhere Geschwindigkeiten (über 1 m/s) mit Turbulenzen und sind holodiastolisch.

Infolge Pulmonalinsuffizienz kommt es diastolisch zu Druckausgleich im rechten Ventrikel und Pulmonalarterie und somit häufig zu erhöhter *systolischer* Flußgeschwindigkeit (s. Abb. **67** bis **70**).

Abschätzen des mittleren Pulmonalarteriendruckes

Der mittlere Pulmonalarteriendruck läßt sich über die rechtsventrikuläre Austreibungszeit (RVET) des Pulmonalflusses bzw. über die Akzelerationszeit (AZ) bestimmen.

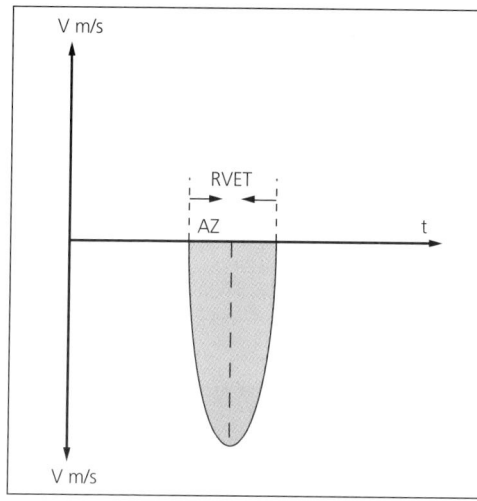

Abb. 66 Dopplerechokardiographische Abschätzung des mittleren Pulmonalarteriendrucks.

AZ > 100 m/s → m$\overline{PA}$ < 20 mmHg
AZ <   90 m/s → m$\overline{PA}$ > 20 mmHg
AZ <   40 m/s → m$\overline{PA}$ > 40 mmHg

RVET: rechtsventrikuläre Austreibungszeit
AZ: Akzelerationszeit

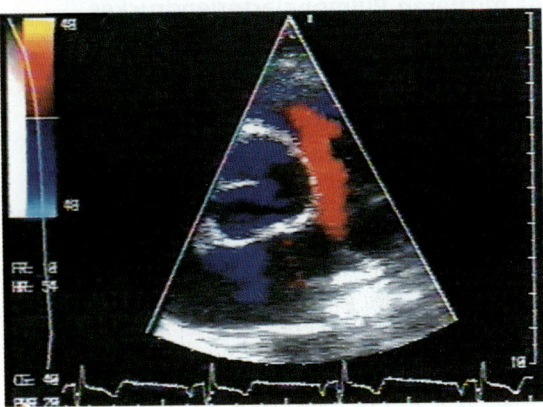

Abb. 67 Pulmonalinsuffizienz: Nachweis eines protodiastolischen Regurgitations-Jets an der Pulmonalklappe in parasternaler kurzer Achse. Die Rotfärbung als Ausdruck des Blutrückflusses während der Diastole, zum Schallkopf hin.

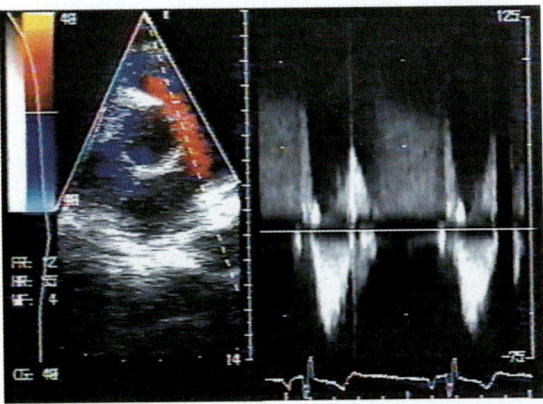

Abb. 68 Pulmonalinsuffizienz: Diastolische Regurgitation an der Pulmonalklappe (rot) und simultane Aufzeichnung des Vor- und Rückwärtsflusses mit dem CW-Doppler bei einem jungen Patienten mit Pulmonalinsuffizienz. Achte auf den relativ flachen Abfall der Rückflußkurve (oberhalb der Nullinie) als Zeichen einer mittelgradigen Insuffizienz an der Pulmonalklappe! Der systolische Fluß fließt weg vom Schallkopf und ist somit in der Darstellung nach unten gerichtet.

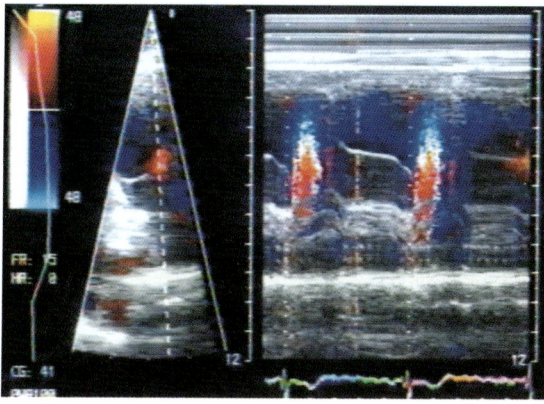

Abb. 69 Pulmonalstenose: Farbkodierte Darstellung einer Pulmonalstenose in parasternaler, kurzer Achse mit simultaner Aufzeichnung des Farb-M-Mode-Dopplerechokardiogramms. Die höhere Blutflußgeschwindigkeit in der Stenose führt zu ausgeprägtem Farbaliasing (Farbumkehr von blau in rot).

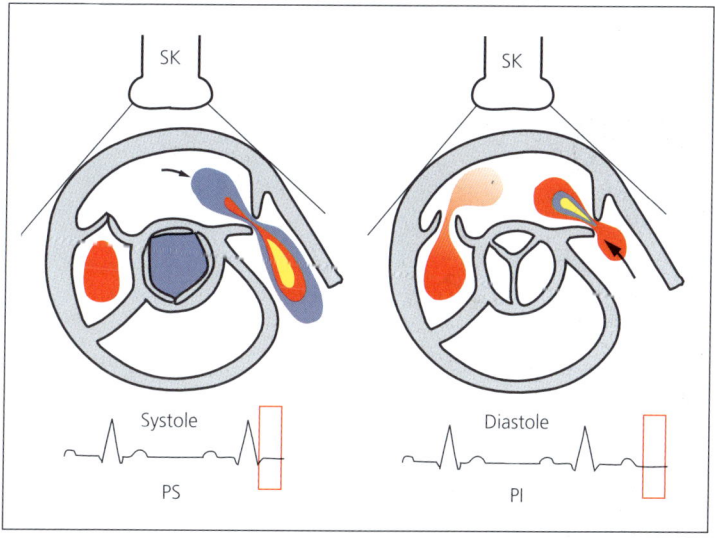

Abb. 70 Schematischer FDE-Nachweis einer Pulmonalstenose (PS) und einer Pulmonalinsuffizienz (PI).

Übersicht der wichtigsten erworbenen Herzvitien mit ihren Flußprofilen und Geschwindigkeiten

Bei den Stenosen werden die Zeiten der isovolumetrischen Anspannung und isovolumetrischen Entspannung korrekt eingehalten, wohingegen bei den Klappeninsuffizienzen infolge permanenter Öffnung keine Entspannung oder Anspannungszeiten vorliegen (Abb. **71**).

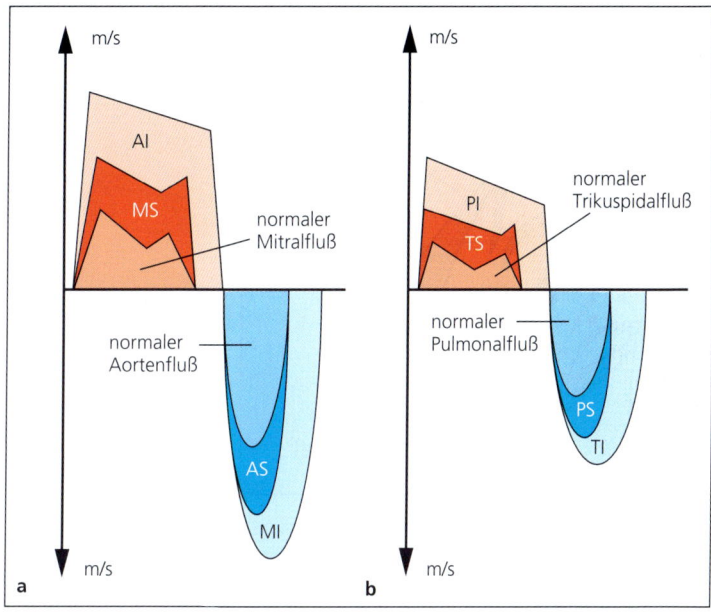

Abb. 71

a Normale und pathologische Flußprofile im linken Herzen:
MS: Mitralstenose,
AI: Aortenklappeninsuffizienz,
MI: Mitralinsuffizienz,
AS: Aortenklappenstenose

b Normale und pathologische Flußprofile im rechten Herzen:
PI: Pulmonalinsuffizienz,
TS: Trikuspidalstenose
PS: Pulmonalstenose,
TI: Trikuspidalinsuffizienz

Merke: Alle höheren Geschwindigkeiten können nur mit dem CW-Doppler gemessen werden.

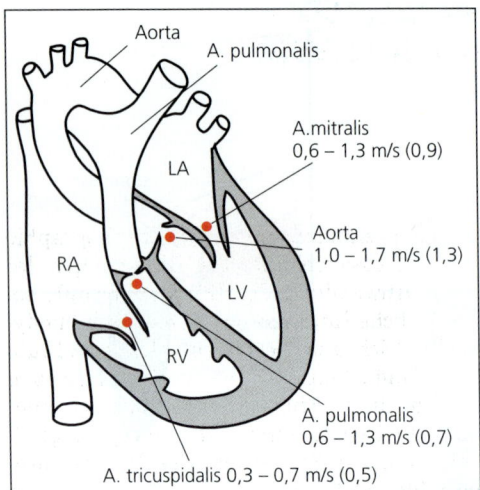

Abb. 72 Normale Blutflußgeschwindigkeiten.

Labels in figure:
- Aorta
- A. pulmonalis
- A.mitralis 0,6 – 1,3 m/s (0,9)
- LA
- Aorta 1,0 – 1,7 m/s (1,3)
- RA
- LV
- RV
- A. pulmonalis 0,6 – 1,3 m/s (0,7)
- A. tricuspidalis 0,3 – 0,7 m/s (0,5)

Normalwerte der dopplerechokardiographischen Untersuchung

MVA	(> 4 cm^2)	AVA	(> 2,6 cm^2)
MPG	(≦ 1 mmHg)	PPG/MPG	(< 9/4 mmHg)
PPG	(1 – 4 mmHg)		
TVA	(> 4 cm^2)	PVA	(> 2,5 cm^2)
MPG	(< 1 mmHg)	PPG/MPG	(< 6/3 mmHg)
PPG	(0,4 – 1,6 mmHg)		

Vorhofseptumdefekt (ASD) – Ventrikelseptumdefekt (VSD)

Die konventionelle ein- und zweidimensionale Echokardiographie erlaubt nur unvollständige Aussagen über die Morphologie der Septumdefekte. Durch die Anwendung der Doppler-Technik besteht die Möglichkeit, zusätzliche Informationen über die hämodynamischen Verhältnisse (Flußrichtung, Geschwindigkeit und Flußqualität) im Bereich eines Wanddefektes sowohl im Vorhof als auch in der Kammer zu gewinnen. Durch Einsatz der Farbdopplerechokardiographie (FDE) können bereits sehr kleine morphologisch schlecht erfaßbare Defekte dargestellt werden. Bei der transösophagealen Echokardiographie (TEE) gelingt ein äußerst präziser Nachweis der Septumdefekte, da äußere Störfaktoren durch anatomische Gegebenheiten umgangen werden. Durch zusätzliche Anwendung der Echokontrastmittel – sowohl in der transthorakalen (TTE) als auch in der transösophagealen (TEE) Echokardiographie – kann die Aussagekraft der Untersuchung weiter verbessert werden.

Die Darstellung pathologischer Strömungen im Bereich der Septumdefekte – im Vorhof wie in der Kammer – ist abhängig von der Größe und Richtung des Blutflusses und der Schallkopfposition.

Die optimale Darstellung des Vorhof- und Ventrikelseptumdefektes erfolgt am Anlotungspunkt, an dem das Septum senkrecht zur Schallrichtung getroffen wird, so daß sich die pathologische Flußrichtung auf den Schallkopf **zu**- oder **weg**bewegt (je kleiner der Winkel α, desto geringer die Fehlerbreite!).

Optimale Anlotungspunkte: subkostaler 4-Kammer-Blick und parasternale Achse (s. Abb. **73–75**).

Literatur z. TEE: *Hammentgen, Hanrath, Mathey* et al.

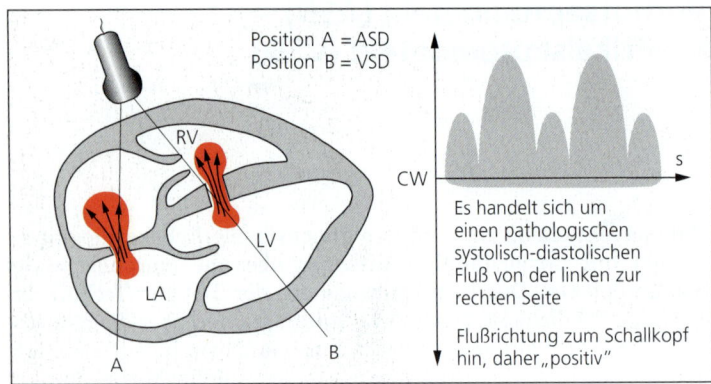

Position A = ASD
Position B = VSD

Es handelt sich um einen pathologischen systolisch-diastolischen Fluß von der linken zur rechten Seite

Flußrichtung zum Schallkopf hin, daher „positiv"

Abb. 73 Darstellung des ASD bzw. VSD im subkostalen 4-Kammer-Blick, Flußrichtung Links-rechts-Shunt. Es handelt sich um einen pathologischen systolisch-diastolischen Fluß von der linken zur rechten Seite. Flußrichtung zum Schallkopf hin, daher „positiv".

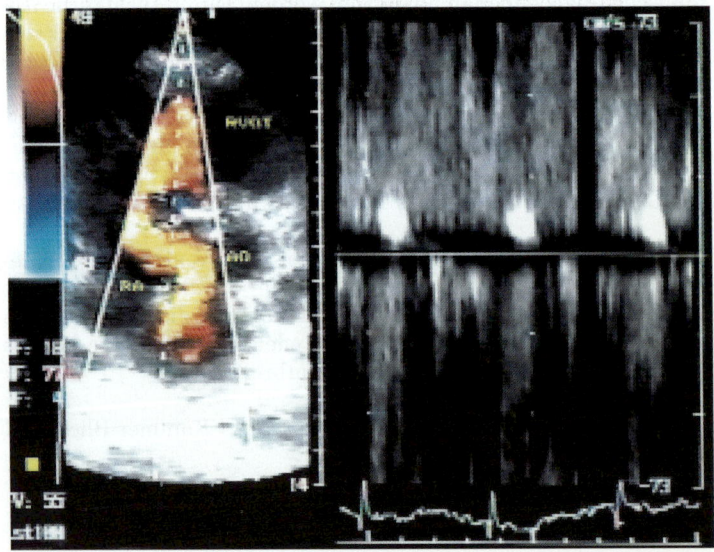

Abb. 74

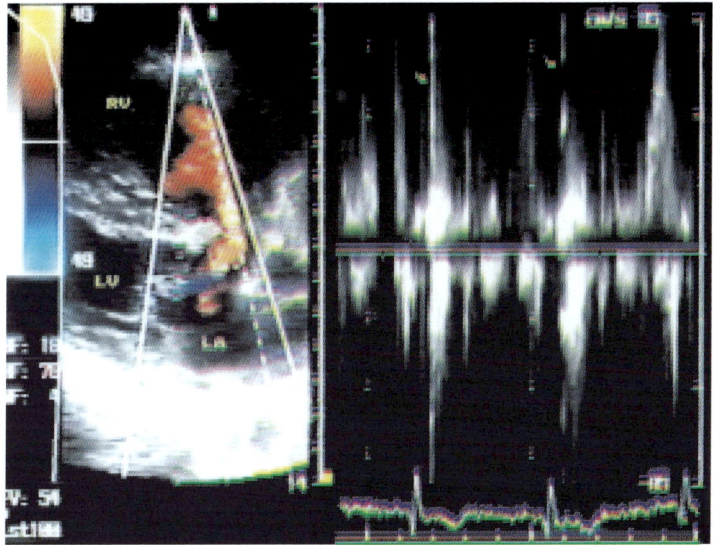

Abb. 75 Ventrikelseptumdefekt (VSD) (in parasternaler langer Achse).
FDE-Nachweis eines pathologischen systolisch-diastolischen Blutflusses vom linken Ventrikel in den rechten Ventrikel (rote Kodierung) mit simultaner CW-Dokumentation der turbulenten Strömung beiderseits der Nullinie (VSD in diesem Fall in Pars membranacea).

◄ **Abb. 74** Vorhofseptumdefekt (Septum primum) (ASD) (in parasternaler kurzer Achse). FDE-Nachweis eines pathologischen systolisch-diastolischen Blutflusses vom linken in den rechten Vorhof mit simultaner CW-Dokumentation der turbulenten Strömung beiderseits der Nullinie.

Literatur

Autenrieth, G.: Entwicklungslinien in der klinischen Echokardiographie. Herz- u. Kreislauf (1993) 361–367

Bardiggia, G. S., L. Tronconi, D. J. Sahn, F. Recusani, A. Raisaro, St. De Servi, L. M. Valdez-Cruz, C. Montemartini: A new method for quantification of mitral regurgitation based on color flow Doppler imaging of flow convergence proximal to regurgitant orifice. Circulation 84 (1991) 1481–1489

Biamino, G., L. Lange: Echokardiographie-Stellenwert in der kardiologischen Diagnostik. Reihe Kardiologie, Aktuelles Wissen, Hoechst 1983

Bubenheimer, P., G.-D. Kneissl: Praxis der Dopplerechokardiographie. VCH Verlagsgesellschaft GmbH 1989

Cape, E. G., A. P. Yoganathan, A. E. Weyman, R. A. Levine: Adjacent solid boundaries alter the size of regurgitant jets on doppler color flow maps. J. Amer. Coll. Cardiol. 17 (1991) 1094–1102

Curitus, J. M.: Diagnostische Sicherheit der Echokardiographie (Band 1–4). Springer Verlag (1990)

Dennig, K. et al.: Dopplerechokardiographische Bestimmung des Schweregrades der Trikuspidalstenose. Herz 11 (1986) 332–336

Dittmann, H. et al.: Die Dopplerechokardiographische Diagnose und Schweregradeinteilung der Aorteninsuffizienz bei Patienten mit Aortenstenosen und Mitralfehlern. Z. Kardiol. 75 (1986) 522–527

Erbel, R.: Funktionsdiagnostik des linken Ventrikels mittels zweidimensionaler Echokardiographie. Steinkopf, Darmstadt 1983

Fehske, W.: Praxis der konventionellen und farbkodierten Doppler-Echokardiographie. Verlag Hans Huber, Bern 1988

Fehske, W., C. Heider, R. Elfner, R. Hammentgen, J. Nitsch, B. Lüderitz: Evaluation of different Doppler-echocardiographic methods for quantitation of mitral valve incompetence. Circulation (suppl. II) 80 (1989)

Feigenbaum, H.: Echocardiography. 3rd edition, Lea and Febiger, Philadelphia 1981

Hammentgen, R.: TEE monoplan/biplan. Springer 1991

Hatle, L. et al.: Noninvasive assessment of atrioventricular pressure halftime by Doppler ultrasound. Circulation 60 (1979) 1096–1104

Hatle, L. et al.: Noninvasive assessment of pressure drop in mitral stenosis by Doppler ultrasound. Brit. Heart J. 40 (1978) 131–140

Hatle, L., B. Angelson: Doppler ultrasound in cardiology: physical principals and clinical applications. 2nd edition. Lea and Febiger, Philadelphia 1985

Heni, H. E.: Echokardiographie. Methoden in der Praxis. Hippokrates Verlag, Stuttgart 1991

Holen, J. et al.: Determination of pressure gradient in mitral stenosis with Doppler echocardiography. Brit. Heart J. 41 (1979) 529–535

Köhler, E.: Klinische Echokardiographie. Enke Verlag, Stuttgart 1989

Kronik, G. et al.: Dopplersonographische Quantifizierung der Mitralstenose bei Patienten mit und ohne Mitralinsuffizienz. Z. Kardiol. 75 (1986) 599 – 604

Kruck, I., G. Biamino: Quantitative Methoden der M. Mode-, 2D- und Dopplerechokardiographie. Boehringer Mannheim GmbH 1988

Kuo, L. et al.: Quantification of atrial contribution of left ventricular filling by pulsed Doppler echocardiography and the effect of age in normal and diseased heart. Amer. J. Cardiol. 59 (1987) 1174 – 1178

Labovitz, A.: Quantitative evaluation of aortic insufficiency by continuous wave Doppler echocardiography. JACC 8 (1986) 1341 – 1347

Labovitz, A. et al.: Evaluation of left ventricular diastolic function: clinical relevance and recent Doppler echocardiographic insights. Amer. Heart J. 114 (1987) 836 – 851

Marciel, B. C., V. A. Moises, R. Shandas, I. A. Simpson, M. Beltran, L. Valdez-Cruz, D. J. Sahn: Effects of pressure and volume of the receiving chamber on the spatial distribution of regurgitant jets as imaged by color flow mapping. An in vitro study. Circulation 83 (1991) 605 – 613

Miyatake, K. et al.: Augmentation of atrial contribution to left ventricular inflow with aging as assessed by intracardiac Doppler flowmetry. Amer. J. Cardiol. 53 (1984) 586 – 589

Moltzahn, S., M. Zeydabadinejad: Ein- und zweidimensionale Echokardiographie. G. Thieme Verlag, Stuttgart 1992

Omoto, R.: Color Atlas of real-time two-dimensional Doppler echocardiography. Shindan-To-Chiryosha, Tokyo 1984

Roelandt, J.: Color Doppler flow imaging. Martinus Nijhoff Publishers, Dordrecht 1986

Utsunomiya, T., T. Ogawa, R. Doshi, D. Patel, M. Quan, W. L. Henry, J. M. Gardin: Doppler color flow proximal isovelocity surface area method for estimating volume flow rate: effect of orifice shape and machine factors. J. Amer. Coll. Cardiol. 17 (1991) 1103 – 1111

Sachverzeichnis